Cristina Cattaneo

Namen statt Nummern

Cristina Cattaneo

Namen statt Nummern

Auf der Suche nach den Opfern des Mittelmeers

Aus dem Italienischen von
Barbara Sauser

Vorwort von Sacha Batthyany

Fotos von Mattia Balsamini

Rotpunktverlag

Die Originalausgabe ist 2018 unter dem Titel *Naufraghi senza volto. Dare un nome alle vittime del Mediterraneo* bei Raffaello Cortina Editore, Mailand, erschienen.

Die Übersetzung erscheint mit finanzieller Unterstützung der Paul Grüninger Stiftung. Der Verlag bedankt sich hierfür.

Der Rotpunktverlag wird vom Bundesamt für Kultur mit einem Strukturbeitrag für die Jahre 2016–2020 unterstützt.

Fotos Umschlag und Bildteil: Mattia Balsamini
Bildtexte: Margherita Bettoni / Lara Fritzsche; Süddeutsche Zeitung Magazin
Lektorat: Sarah Wendle
Umschlaggestaltung: Patrizia Grab
Satz: Gaby Michel, Hamburg
Druck und Bindung: Friedrich Pustet, Regensburg

1. Auflage 2020
ISBN 978-3-85869-866-7

Dieser Titel ist auch als E-Book erhältlich.

Inhalt

Es bedeutet alles

Vorwort von Sacha Batthyany

Ihren Namen hörte ich zum ersten Mal auf einem Schiff ein paar Seemeilen vor der Küste Lampedusas. »Cristina Cattaneo gibt uns unsere Würde zurück«, sagten mir ein paar Eritreer, die ich tags zuvor kennengelernt hatte. »Sie setzt sich für uns ein.« Es war ein sonniger Nachmittag Anfang Oktober 2018, leichter Wellengang. Ich war als Journalist vor Ort, um über das Schiffsunglück zu berichten, das sich hier fünf Jahre zuvor ereignet hatte und das Europa verändern sollte.

Am 3. Oktober 2013 kenterte ein alter Fischkutter achthundert Meter vor der italienischen Insel Lampedusa. Er war in der libyschen Hafenstadt Misrata losgefahren und schon seit zwei Tagen auf See, als der Motor ausfiel. Mehr als fünfhundert Männer, Frauen und Kinder waren dem Wind und der Strömung ausgesetzt, die ersten Lichter auf der Insel waren bereits erkennbar, da zündete der Kapitän ein Leintuch an, um Hilfe zu holen. Er schwang es hin und her, ein Fetzen verfing sich im Maschinenraum, das Feuer geriet außer Kontrolle. Einige sprangen ins Wasser, andere waren unter Deck eingesperrt. Fischer, die zufällig in der Nähe waren, zogen 155 Menschen aus dem Wasser, 366 Menschen ertranken.

Fünf Jahre danach legte der Bürgermeister Lampedusas einen Kranz ins Wasser, an der Stelle, an der er das Unglück vermutete. Ich stand an der Reling und sah zu, wie Angehörige der Opfer sich an den Händen hielten, sie beteten und sangen und weinten, bis wir eine Stunde später wieder an Land gingen. Am Abend fanden Straßenumzüge statt, Teelichter wurden angezündet, Gottesdienste gehalten. Und in den Gesprächen mit den Menschen, die auf Lampedusa im Gedenken an die Toten zusammenkamen, fiel immer wieder dieser eine Name: Cristina Cattaneo.

Schon vor dem Schiffsunglück vom 3. Oktober 2013 ertranken Flüchtlinge im Mittelmeer. Nie zuvor aber sah man so viele Särge auf einmal. Die Fernsehbilder über die Tragödie brachte die Flüchtlingskrise in die beheizten Stuben der Menschen Europas, denen es bis dahin so gut gelungen war, auszublenden, was draußen auf dem Wasser täglich passiert. Wegsehen war nun aber nicht mehr möglich.

Mit Cristina Cattaneo in Kontakt zu treten, der Forensikerin aus Mailand, war nicht ganz einfach, sie sei »wahnsinnig beschäftigt«, so schrieb sie es in einer E-Mail, und oft unterwegs. Ihre Assistentin sagte, sie möge es nicht, zu weit im Voraus zu planen, es könne ja immer ein Notfall eintreten, für den sie alles stehen und liegen lassen müsse. Und mit Notfällen kennt sie sich aus.

Cristina Cattaneo hat in England und Kanada studiert,

hat sich früh einen Namen gemacht für die ganz schwierigen Fälle, Kindsmissbrauch, Vergewaltigungen, Folter, Mord. Sie untersucht seit Jahren anonyme Leichen, die man nicht zuordnen kann und die, falls die Suche nach ihrer Identität scheitert, namenlos begraben werden. »Jeder Fall erzählt eine andere Geschichte«, sagt sie, als wir uns in Mailand treffen, Wochen nachdem mir die Eritreer auf Lampedusa zum ersten Mal von ihr erzählt haben. »All diese Geschichten lagerten sich in mir ab wie Sedimente.« Cristina Cattaneo hat wache Augen, blonde Locken, auf ihrem Schreibtisch stapeln sich Dokumente und Bücher zu Türmen.

Das Schiffsunglück vom Oktober 2013 hat auch Cristina Cattaneo verändert, wie sie selbst sagt. Plötzlich habe sich in ihr eine Frage geformt, die sie seitdem nicht loslässt: Wie kann es sein, fragte sie sich, als sie von der Tragödie hörte, dass bei jedem Erdbeben, bei jedem Flugzeugunglück alles dafür getan wird, die Opfer zu identifizieren. Da reisen Spezialisten an und nehmen DNA-Proben, da werden Angehörige informiert und im Trauerprozess begleitet, weil es sich so gehört. Selbst in blutigen Kriegen wird oftmals ein respektvoller Umgang mit den Leichen gewahrt. Nur für die Toten im Meer scheint sich niemand zu interessieren.

Sie sterben anonym, ohne Namen, ohne Geschichte, als hätten sie nie gelebt. Sie sinken auf den Meeresboden, verkommen zu bloßen Nummern und Material für kalte Statistiken, die in Broschüren landen, die niemand lesen will: Chiffren einer der großen Tragödien unserer Zeit.

Viel ist geschehen seit dem Schiffsunglück 2013. Erst rief die italienische Regierung eine humanitäre Hilfsaktion ins Leben, die »Operation Mare Nostrum«, die das Leben Hunderttausender rettete, die auf der Reise sonst ertrunken wären. Doch der politische Wind drehte schnell. Aus »Mare Nostrum« wurde »Triton«, eine reine Grenzsicherung, weil man ja keine Anreize mehr schaffen wolle, wie es hieß, damit sich nicht noch mehr Menschen auf den Weg übers Meer machten.

Länder wie Serbien, Österreich und Ungarn begannen 2015, ihre Grenzen mit Stacheldraht zu sichern, Politiker sprachen plötzlich von »muslimischen Invasoren«, Europa wurde zur Festung. In Deutschland wurde die Antimigrationspartei AfD in manchen Regionen führende Kraft. In Italien wurde Seenotrettern, die einst als Helden gefeiert wurden, die Einfahrt in die Häfen verboten, und Matteo Salvini, der damalige Innenminister, sprach von Flüchtlingen nur noch als »Menschenfleisch«. Der Tod im Mittelmeer wird neuerdings in Kauf genommen.

Umso essenzieller ist Cattaneos Arbeit. »Eine Gesellschaft wird nicht nur daran gemessen, wie sie sich um die Lebenden kümmert. Sondern auch, wie um die Toten.« Seit 2013 tut sie alles dafür, die Namen und Geschichten der Menschen ausfindig zu machen, die auf der Überfahrt starben. Die Forensikerin seziert Gewebe, analysiert Knochensplitter, begutachtet verwaschene Dokumente, die ans Ufer geschwemmt wurden, Zahnbürsten, Kinderzeichnungen. Sie analysiert und dokumentiert Fundgegenstände und vergleicht sie mit bereits existierenden Datenbanken – etwa vom Roten Kreuz. Sie macht Interviews mit Müttern und Vätern, die ihre Kinder auf der Überfahrt verloren haben, um ihre Angaben mit bereits gesammelten Daten zu vergleichen.

Denn auch das geht vergessen und wird verdrängt bei den täglichen Schreckensmeldungen von immer neuen Bootsunglücken, die im Fernsehen und in den Zeitungen kaum mehr erwähnt werden, weil sie so alltäglich sind. Jedes Mal, wenn ein Schlauchboot kentert, sind Familien und Freunde in Panik. Väter und Mütter, oft Tausende von Kilometern vom Unglücksort entfernt, suchen nach Informationen über ihre Kinder, Brüder suchen nach ihren Geschwistern, wochenlang, monatelang, jahrelang.

Viele Angehörige können nicht Abschied nehmen, weil sie nicht sicher sind, ob ihre Vermissten wirklich tot sind, sagte mir eine Mitarbeiterin des IKRK. Sie können nicht trauern, weil sie sich an jede noch so kleine Chance klammern, wie Schiffbrüchige an Treibholz, dass ihre Töchter oder Söhne sich eines Tages doch noch melden werden. Deshalb besteht Cattaneos Verdienst nicht nur darin, den Toten eine Würde zu geben. Sie hilft vor allem auch den Lebenden.

Cattaneos Arbeit ist eine leise Arbeit, fern der großen Bühnen, auf denen Politiker Reden halten, um sich für die nächsten Wahlen zu profilieren. Durch ihr Mikroskop blickt sie auf eine menschliche Tragödie, die sich vor unserer Haustür abspielt – in einem Europa, das doch so stolz ist auf seine Erinnerungskultur, jedoch am liebsten alles vergäße, was das tägliche Sterben im Mittelmeer angeht.

Mit der Akribie der Wissenschaftlerin stemmt sie sich gegen die herrschenden politischen Kräfte, gegen das Verdrängen und die wohl niederträchtigste aller menschlichen Geißeln: die Gleichgültigkeit.

Zuletzt sah ich Cristina Cattaneo an einem regnerischen Dezembertag 2018 im Genfer Universitätsspital, in einem kleinen Büro im achten Stock. Sie befragte dort ein syrisches Ehepaar, das beim Schiffsunglück im Oktober 2013 seine Töchter verloren hat und seitdem auf Informationen wartet. Die Eltern haben nie erfahren, was im letzten Moment im Leben ihrer Kinder geschah.

Cattaneo erkundigt sich nach allen erdenklichen Details: Alter, Knochenbrüche, Körperstruktur, Zahnstellung. Sie geht dabei vor, wie sie das immer tut. Sie nimmt sich Zeit, Taschentücher stehen bereit. Es ist ein schmerzhafter Prozess für alle Beteiligten, weil die Eltern sich nicht an körperliche Details ihrer Kinder erinnern wollen, die psychische Qual ist zu groß. Die Forensiker aber sind auf die genaue Beschreibung angewiesen. Gemeinsam schauen sie sich Fotos der Leichen an. Man zeigt ihnen ein paar Fundgegenstände, doch die beiden schütteln den Kopf.

Es war das erste Mal, dass Cattaneo solche Befragungen außerhalb Italiens durchführte. Sie versprach sich neue Erkenntnisse, neue Spuren. In den mittlerweile über sechs Jahren seit der Schiffstragödie 2013 hat Cristina Cattaneo die Namen von 38 Menschen ausfindig machen können, die in jenem Oktober bei der Überfahrt starben. In 98 Fällen sei sie nahe dran, sagte sie damals. »38 Familien, die wir über den Tod ihrer Liebsten informieren konnten«, fasste Cattaneo ihre Arbeit der vergangenen Jahre trocken zusammen.

Es klingt nach nichts. Ein Tropfen im Meer. Es bedeutet alles.

Sacha Batthyany ist Reporter bei der »NZZ am Sonntag« und Buchautor.

1 Oktober 2013
Den Toten einen Namen geben

Manchmal begegnet man einer wildfremden Person, mit der einen vielleicht so gut wie nichts verbindet, und stellt fest, dass man mit ihr einen »wichtigen« Moment des Lebens gemein hat, etwa den Geburtstag, den Studienabschluss oder den Hochzeitstag. Das überrascht und freut uns gewöhnlich, weil es uns das Gefühl gibt, eine Beziehung geknüpft zu haben. Dasselbe Gefühl kann sich auch einstellen, wenn beide eine nahestehende Person verloren haben.

Ich beschäftige mich seit vielen Jahren mit den sterblichen Überresten von Menschen unbekannter Identität, ein Thema, das mir schon seit meinen Anfängen als Rechtsmedizinerin sehr nahegeht, gerade weil diese Personen im Stillen, von allen vergessen, verstorben sind. Bei der Geschichte der toten, nicht identifizierten Migrantinnen und Migranten, von der ich in diesem Buch aus meiner persönlichen Warte erzählen will, kommt für mich noch ein weiterer Aspekt hinzu: Meine eigene Trauer, die ich im selben Zeitraum empfand.

Der Oktober des Jahres 2013 hat mich tief geprägt. In einem Zeitraum von weniger als zwei Wochen, während der Sommer von einem nasskalten Herbst abgelöst wurde, starb mein Vater. Zum ersten Mal erfuhr ich, obwohl tagtäglich mit dem Tod konfrontiert, am eigenen Leib die Leere, die der Tod mit sich bringt. Als Rechtsmedizinerin habe ich seit zwanzig Jahren mit Menschen zu tun, die ein Kind, einen Elternteil, einen Partner verloren haben. An das überwältigende Gefühl der Trauer und des Mitleids etwa mit einem Vater, der es nicht fassen kann, dass sein frisch von der Uni abgegangener Sohn, mit dem er eben noch ein letztes Mal gefrühstückt hat, tödlich mit dem Auto verunglückt ist, werde ich mich nie gewöhnen. Ich habe mich immer wieder gefragt, wie es sich anfühlen mag, auf der »anderen« Seite zu sein, auf der Seite der Menschen, die ein erstarrtes, kaltes Gesicht betrachten müssen, das sie nicht mehr erkennen, die, vom Schmerz betäubt, einen Sarg auswählen, vor aller Augen einem Leichenzug folgen müssen: Nun wusste ich es. Noch betroffener als der Verlust selbst machte mich das grausame Gefühl, nicht in der Lage gewesen zu sein, den Tod meines Vaters zu verhindern, machtlos zugesehen zu haben, wie sein Leben entglitt. Schmerz, Schuldgefühle und Erinnerungen: Nun verstand ich all diese Facetten eines großen Verlusts.

Im selben Zeitraum, in dem ich zusammen mit meiner Mutter am Krankenbett meines Vaters wachte, erlebten Hunderte andere Familien auf ganz andere Weise ebenfalls die Tragödie des Todes eines Angehörigen. Familien, deren Schicksal sich bald mit dem meinen kreuzen würde und die von der Trauer ebenso überwältigt waren, nur in schönen Erinnerungen an die verstorbene Person etwas Trost fanden.

Am 3. Oktober 2013 sank vor der Küste Lampedusas ein Boot mit über fünfhundert Eritreerinnen und Eritreern an Bord. Wenige Tage später traf es ein zweites Schiff, diesmal mit syrischen Familien. Heute bewahren wir in den Regalen unseres Labors unzählige Dossiers mit Porträts, Dokumenten und Fotos der Opfer auf, die uns von Menschen zur Verfügung gestellt wurden, die zum Teil bis heute nach ihren Angehörigen suchen. Neben Ängsten und Frustration quält diese Eltern, Geschwister, Kinder und Ehegatten auch die bis heute anhaltende Ungewissheit über den Verbleib ihres Familienmitglieds und die Tatsache, dass sie es nicht bestatten konnten.

Wie wurde das alles zu einem Teil der Geschichte unseres Labors? Werfen wir einen Blick zurück. Tote ohne Identität beschäftigen uns seit über zwanzig Jahren. Unser Labor mit dem etwas sowjetisch klingenden Namen Labanof (die Abkürzung für Laboratorio di Antropologia e Odontologia Forense, Labor für forensische Anthropologie und Zahnmedizin, gegründet von meinem früheren Professor Marco Grandi) befasst sich seit je hauptsächlich mit der Untersuchung von Leichen, vom Mafiaopfer, das in der Umgebung von Mailand unter dem Fundament eines Gebäudes aufgefunden wird, bis hin zu den antiken Bewohnern Mediolanums. Wir – hinter diesem

»wir« stecken junge und weniger junge Spezialistinnen und Spezialisten für Rechtsmedizin, Biologie, Anthropologie, Zahnmedizin, Naturwissenschaft und Archäologie – versuchen menschlichen Überresten eine Geschichte, eine Identität und sogar ihre Würde zurückzugeben, unabhängig von ihrem Zustand und der Epoche, aus der sie stammen, und egal, ob der Auftraggeber ein Staatsanwalt oder ein Mitglied des archäologischen Dienstes ist.

Gegenstand unserer Arbeit ist also, wenn man so will, die ganze Menschheit in all ihren Todesarten. Durch unsere Arbeit geben wir denen, die nicht mehr unter uns sind, eine Stimme. Abends, wenn es in den Gängen und engen Räumen des Labanof still geworden ist, wenn Studierende und Personal gegangen sind und man statt ihres fröhlichen, lauten Geplappers die fernen Stimmen der Angestellten der benachbarten städtischen Leichenhalle hört, wo die Abendschicht angefangen hat, finde ich mich oft allein inmitten der Reihen von Tischen wieder, auf denen je ein von den fürsorglichen Händen eines angehenden Spezialisten für Rechtsmedizin oder eines Doktoranden in Anthropologie nicht nur gewissenhaft, sondern, und dafür würde ich meine Hand ins Feuer legen, geradezu liebevoll angeordnetes Skelett liegt. Die zweitausend Jahre Geschichte, die ich auf wenigen Quadratmetern vor mir habe, bringen mich immer wieder zum Staunen. Geschichte, erzählt von den Knochen einer (wie ihr Sarkophag verrät) vermögenden Matrona aus dem alten Rom, eines im Mittelalter an Tuberkulose gestorbenen Kindes, erzählt von den sterblichen Überresten eines vor zehn Jahren erstochenen Obdachlosen, einer zerstückelten und in einen See geworfenen Prostituierten, vom Skelett eines verstorbenen Alzheimerpatienten, der irgendwo fern von seinem Zuhause ohne Papiere aufgefunden wurde, oder von der Leiche eines Migranten, der beim Versuch, nach Italien zu gelangen, im Meer ertrunken ist. Unabhängig von ihrer Herkunft haben alle ihre Geschichte und Würde. Leitstern bei dieser ständigen Arbeit mit Verbrechen, Opfern und fremden Leben ist uns seit je die Identität als Wert an sich – gerade wenn jemand sie verloren hat.

1995 begannen wir eine Art Feldzug, um die wissenschaftliche Gemeinschaft, und nicht nur sie, darauf aufmerksam zu machen, dass in Mailand bei jährlich dreißig bis vierzig Leichen die Identifizierung schwierig war und Ende Jahr stets zwei oder drei Leichname namenlos blieben. Uns war auch aufgefallen, dass mehr als die Hälfte der letztlich erfolgreich identifizierten Leichen von Italienerinnen und Italienern stammten, deren Verschwinden in Städten wie Rom, Neapel oder in einer Ortschaft in der Umgebung von Mailand gemeldet worden war. Warum diese Schwierigkeiten? Obwohl sich das Potenzial von Internet und Medien damals bereits langsam abzeichnete, konnte es passieren, dass eine in Rom von zu Hause weggelaufene und in Mailand ohne Papiere gestorbene junge Frau für immer namenlos begraben wurde, auch wenn die Familie ihr Verschwinden der Polizei gemeldet hatte. Es war kein typisches Mailänder Problem, auch in vielen anderen italienischen und europäischen Städten lagen in den Leichenhallen Dutzende nicht identifizierter Personen. Warum? Hauptsächlich deswegen, weil es keine Datenbank gab, in der man von jedem Ort aus Informationen über namenlose Tote mit Informationen über vermisste Personen abgleichen konnte. Die Lösung war simpel, aber nur wenige wussten von dem Problem.

An diesem Punkt setzte eine Medienkampagne an, die nicht nur von unserem kleinen Universitätslabor, sondern auch von vielen anderen, einflussreicheren Gruppen unterstützt wurde, etwa vom staatlichen Radio und Fernsehen RAI und der Associazione Penelope (gegründet von Angehörigen vermisster Personen). Ziel war, diese absurde, viel Leid verursachende Lücke zu schließen.

Der Medienrummel hatte 2007 schließlich eine parlamentarische Anfrage zur Folge. Alle, die auf irgendeine Weise mitgekämpft hatten – von Verwandten nie aufgefundener Vermisster über Fernsehmoderatoren bis hin zu Universitätsprofessoren –, wurden zur Mitwirkung eingeladen. Ich erinnere mich noch an den Eindruck, den die dunklen, mit Holz und rotem Samt ausgekleideten Gänge des Palazzo del Viminale damals auf mich machten, und daran, wie ruhig der vormalige Präsident des Obersten Ausschusses für konstitutionelle Fragen der Abgeordnetenkammer, Luciano Violante, unseren akribischen Berichten lauschte: Erzählungen von Söhnen und Töchtern, Geschwistern und Eltern nie wieder umarmter Vermisster, Berichte über die Anzahl Leichen, die namenlos auf eine Bestattung warteten. Das Resultat war ein Gesetz, das allerdings erst 2012 und leider nur in abgespeckter Form verabschiedet wurde. Vor allem aber wurde eine Behörde gegründet, die in der Geschichte, die ich erzählen will, eine zentrale Rolle spielt: Die Regierungsstelle des außerordentlichen Kommissars für Vermisste UCPS (Ufficio del Commissario straordinario del Governo per le persone scomparse). Gleichzeitig entstand eine zentrale Datenbank namens RISC (Ricerca Scomparsi, Vermisstensuche), in der Informationen über nicht identifizierte Tote (PM-Informationen, von *post mortem*) und vermisste Personen (AM-Informationen, von *ante mortem*) gesammelt und nach Übereinstimmungen zwischen den beiden Kategorien durchsucht werden können. So sollte künftig vermieden werden, dass Menschen, die eine ihnen nahestehende Person verlieren, in Ungewissheit verbleiben. Sie sollen vom Ableben der betreffenden Person erfahren, ihr die letzte Ehre erweisen und mit der Trauerbewältigung beginnen können.

Anfangs dachte ich, dass man sich leicht vorstellen kann, welche Beklemmung jemand empfindet, der mit dieser Ungewissheit leben muss. Aber als ich mit dem fast versteinerten Gesicht einer Mutter konfrontiert war, deren Tochter zwanzig Jahre zuvor verschwunden war, wurde mir bewusst, dass die Gefühle, die Menschen in einer solchen Situation tatsächlich empfinden, weit von meinen Vorstellungen entfernt waren. Ich hatte diese Frau auf einer Tagung kennengelernt, und sie erzählte mir, bedächtig Wort an Wort reihend, dass es ihr viel lieber wäre, sie würde erfahren, dass ihre Tochter tot ist, anstatt keine Antwort zu haben; manchmal empfinde sie es als Strafe, dass sie die Hoffnung nicht verlieren könne: Eigentlich wisse sie, dass es kein Wiedersehen geben werde, trotzdem könne sie ihren Tod nicht akzeptieren, weil die Leiche nie gefunden worden sei. Die übermäßig dicke Puderschicht im Gesicht der Frau verriet, dass sie sich nur noch aus Gewohnheit schminkte, sie blieb gefasst, hatte weder Tränen in den Augen, noch zuckte ihr Gesicht von unterdrücktem Weinen. »Wenn ich mich abends schlafen lege, frage ich mich manchmal, ob sie noch lebt, wo sie ist, ob sie leidet, krank ist ... oder ob ihre Leiche irgendwo in einem Bewässerungskanal liegt, wo sie dem Regen ausgeliefert ist«, sagte sie. Den Blick auf den Boden gerichtet, fügte sie hinzu: »Wie ein streunender Hund.«

Die Art, wie sie dieses »streunend« fast flüsterte, verriet eine so tiefe Trauer, dass mir keine sinnvolle Entgegnung einfiel. Ich schwieg eine ganze Weile. Schließlich durchbrach sie die Betretenheit großmütig, indem sie mir zulächelte und sich einem anderen Gesprächspartner zuwandte.

Verstorbene zu identifizieren, ist ein atavistisches Bedürfnis. Eine verstorbene Person berühren zu können, sich zu vergewissern, dass sie wirklich nicht mehr lebt, sie zu beerdigen, wenigstens ein letztes Mal zu versorgen. Schon die Neandertaler bestatteten ihre Toten und gaben ihnen Blumen mit ins Grab, und auch heute sind in jeder Kultur ähnliche Rituale üblich. Das Bedürfnis, Abschied zu nehmen, wird auch in zahlreichen literarischen Texten thematisiert. Eines der frühesten Beispiele ist die berührende Rede von Priamos, dem König von Troja, der Achilles um den Leichnam seines im Duell getöteten Sohnes Hektor bittet. Es gibt jede Menge Fachliteratur darüber, wie sich Ungewissheit über den Tod einer Person auf die Gesundheit der Hinterbliebenen auswirkt. Was in der englischsprachigen Literatur als *ambiguous loss* bezeichnet wird, als »uneindeutiger Verlust«, ist mit einer handfesten psychischen Erkrankung vergleichbar, die auch zu schweren körperlichen Beeinträchtigungen wie Depressionen, Alkoholismus und Immunstörungen führen kann.

Nicht ohne Grund verlangen die universalen Bestimmungen des humanitären Völkerrechts und der Menschenrechte, dass Tote ihren Namen zurückbekommen und bestattet werden. Wie das in den verschiedenen Ländern und Kulturen in die Praxis umgesetzt wird, ist eine andere Frage. Die Verpflichtung, Leichen zu identifizieren, beschränkt sich in Italien leider nur auf ein paar trockene Zeilen in den Vorschriften der Kriminalpolizei und der Strafprozessordnung. Auch in anderen Ländern sieht es nicht viel besser aus.

Die Identifizierung von Toten erfolgt jedoch nicht nur aus Gründen des Respekts, zum Schutz ihrer Würde und der (nicht nur psychischen) Gesundheit der Hinterbliebenen. Auf diese Weise lassen sich auch strafrechtliche, zivile und administrative Komplikationen vermeiden. Wie soll man Mordermittlungen aufnehmen, wenn man den Namen des Opfers nicht kennt? Wie sich um Rechtsnachfolge, Erbe und andere bürokratische Angelegenheiten kümmern, wenn es keine Gewissheit darüber gibt, dass eine bestimmte Person wirklich gestorben ist? Wie kämen Waisen und Witwen ohne die Sterbeurkunde zu ihrem Recht?

Die parlamentarische Anfrage aus dem Jahr 2007 führte zum Entwurf eines Gesetzes, das regeln sollte, wie mit nicht identifizierten Leichen zu verfahren sei. Zu diesem Zweck stellte die bereits erwähnte staatliche Vermisstenbehörde UCPS eine Arbeitsgruppe zusammen, mit der wir von der Universität Mailand von Beginn an eng zusammenarbeiteten und die sich dem Thema ebenso entschlossen und leidenschaftlich widmete wie wir. Damit begann unser »Bad« in der Realität, was die Situation nicht identifizierter Toter betrifft.

Wie gingen wir vor? Zunächst wurde versucht, sämtliche nicht identifizierten Leichen auf italienischem Gebiet zu erfassen. Schon das war kein leichtes Unterfangen. Man könnte annehmen, dass jede Ortschaft die Personen registriert, die dort ohne Namen bestattet werden, dass es ein entsprechendes Amt gibt. Dem ist aber nicht so. Ein Beispiel: Auf einem Acker wird ein Mordopfer unbekannter Identität gefunden. Ein Fall für die Justiz, das heißt für die Staatsanwaltschaft, die eine Obduktion anordnen wird. Der Staatsanwalt erwartet vom zuständigen Rechtsmediziner die Bestimmung des Todeszeitpunkts und der Todesursache, aber auch die Erfassung sämtlicher Elemente, die Hinweise auf die Identität geben. Zwar wird ein gewissenhafter Rechtsmediziner sicherlich alle erdenklichen Untersuchungen durchführen, um ein sogenanntes biologisches Profil einer Leiche beziehungsweise der sterblichen Überreste einer Person zu erstellen. Doch dieses biologische Profil wird nicht automatisch Eingang in ein nationales Archiv finden, sondern erst einmal in den Prozessakten verbleiben und höchstens für Ermittlungszwecke an die Polizei weitergegeben werden. (Diesbezüglich zeichnen sich aber langsam Änderungen ab.) Noch schwieriger ist die Situation, wenn die verstorbene Person nicht einem Verbrechen zum Opfer fiel. Ein Obdachloser ohne Papiere, der auf der Straße zusammenbricht und im Krankenhaus stirbt, wo die natürliche Todesursache (zum Beispiel ein Herzinfarkt), nicht aber seine Identität bestimmt wird, läuft Gefahr, für immer im Limbus der »nicht Identifizierten« zu enden. Da kein Verbrechen vorliegt, fällt dieser Fall nicht in die Zuständigkeit der Justizbehörde, sondern der Gesundheitsbehörde, die in erster Linie die Todesursache, nicht unbedingt aber auch die Identität der Person feststellen will. Keine der Institutionen ist verpflichtet, sich um die Identifizierung der Leiche zu kümmern, und so wird das in den meisten Fällen legitimerweise auch nicht getan. Anders als im Fall des Unbekannten von juristischem Interesse, für den wenigstens ein Formular ausgefüllt wird (auch wenn dieses dann nie mit den Daten vermisster Personen verglichen wird), erfasst man bei Fällen, die im Zuständigkeitsbereich der Gesundheitsbehörde liegen, nicht einmal Informationen wie die Augenfarbe und die DNA, weil sie von Amtes wegen keine Ressourcen für die Identifizierung aufwenden muss. Mit anderen Worten: Entweder wird gar kein biologisches Profil erstellt, oder es endet irgendwo in den Akten der jeweiligen Staatsanwaltschaft. Ein allgemeines Gefäß für Daten über nicht identifizierte Tote, das Auskunft über die Gesamtzahl gibt oder in dem eine vermisste Person gesucht werden könnte, existiert beziehungsweise existierte bis anhin nicht. Genau diese riesige Lücke versucht die Vermisstenbehörde UCPS seit einigen Jahren zu schließen.

2009 gelang es der Vermisstenbehörde mit großem Aufwand, Daten über Todesfälle nicht identifizierter Personen auf italienischem Staatsgebiet zusammenzutragen, indem sie der Reihe nach die rechtsmedizinischen Einrichtungen kontaktierte (wobei nicht alle auf die Anfrage reagierten). Auf diese Weise konnte bisher eine

Mindestzahl von rund zweitausend Unbekannten erfasst werden. Das ist jedoch sicherlich nur die Spitze des Eisbergs. Existiert dieses Problem nur in Italien? Nein. Ich war fast ein wenig getröstet, als vor ein paar Jahren an einer internationalen Fachtagung ein französischer Polizist, den ich nach der Anzahl nicht identifizierter Toter in Frankreich fragte, zugab, es nicht zu wissen beziehungsweise es nicht wissen zu können, und zwar aus ähnlichen Gründen wie in Italien.

In einem nächsten Schritt forderte die Vermisstenbehörde die Präfekturen auf, alle sechs Monate die aktuelle Zahl nicht identifizierter Toter zu melden. Ihrerseits sollten sie diese Zahlen von den lokalen Leichenhallen, Krankenhäusern und Instituten für Rechtsmedizin beziehen. Langsam, aber stetig sollte so eine Datenbank aufgebaut werden. Die Staatsanwaltschaften und insbesondere die Rechtsmediziner wurden gebeten, für jeden Fall einen RISC-Fragebogen auszufüllen. Diese PM-Informationen würde die Kriminaltechnik in eine Datenbank einpflegen, in der sie mit den AM-Daten Vermisster verglichen werden könnten. Nicht zuletzt traf die Vermisstenbehörde auch Abkommen mit Universitäten und Instituten für Rechtsmedizin. Das erste Abkommen, mit der Universität Mailand, wurde 2015 unterschrieben und hatte zum Ziel, die RISC-Datenbank zu testen und die Erfassung von Informationen über Unbekannte zu optimieren. In den darauffolgenden Jahren geschah dasselbe auch in Rom und Florenz. Aktuell wird das ganze

RISC-Verfahren immer noch verfeinert. Trotz der einen oder anderen Schwierigkeit: Italien ist das einzige europäische Land, das über eine eigene Behörde für ein sonst nie institutionell angegangenes Problem verfügt.

So sah (und sieht) die Situation für »normale« Tote unbekannter Identität aus, das heißt für jene Individuen, die auf italienischem Staatsgebiet aufgefunden werden und somit in den meisten Fällen Einheimische sein dürften, also Vermisste aus Italien. Es ist auch schon vorgekommen, dass ein Unbekannter letztlich aus Albanien oder Marokko stammte, aber in den meisten Fällen sind es Italienerinnen und Italiener, ausgebüxte Jugendliche, Opfer von Gewaltverbrechen.

Ab einem gewissen Zeitpunkt aber hatte man immer öfter mit Leichen von Erwachsenen und Kindern zu tun, die von Migrantenschiffen aus Afrika oder dem Nahen Osten stammten. Was sollte man mit diesen Fällen tun?

Das Problem war damals auch für mich selbst weit weg. Ich kümmerte mich um die Fälle in Mailand, man hörte zwar von den Schiffsunglücken in der Straße von Sizilien, aber sie ereigneten sich immer »in der Ferne«, und vorderhand war die Zahl der Opfer noch vergleichsweise gering.

Auf das Problem dieser namenlosen Leichen sprach mich als Erster Morris Tidball-Binz an, Chef des forensischen Dienstes des Internationalen Komitees vom Roten Kreuz (IKRK). Ich hatte ihn viele Jahre zuvor an einem

Workshop für forensische Anthropologie kennengelernt, wir waren uns ab und zu an Tagungen wieder begegnet und in Kontakt geblieben. Durch ihn lernte ich die Welt des IKRK kennen und wurde Mitglied seines Forensic Advisory Board, einer Gruppe von Personen aus der ganzen Welt, die sich einmal jährlich in Genf treffen, um Meinungen, Methoden und Ansätze aus dem Bereich der Opferidentifizierung zu diskutieren. Das IKRK befasst sich auf allen Kontinenten mit diesem Thema, vom syrischen Massengrab bis zu den *desaparecidos,* Verschwundenen, in den lateinamerikanischen Militärdiktaturen. Der Termin in Genf gehört für mich zu den Höhepunkten des Jahres: eine gemeinsame Woche mit Leuten, die überall auf der Welt dieselbe Arbeit verrichten wie ich, ein babylonisches Sprachengewirr (Englisch, Spanisch, Französisch, Arabisch …), anstrengende Sitzungen im Wechsel mit Geselligkeit, fünf Tage ein Leben wie im Ferienlager, pausenloser Austausch unter Personen, die in Bezug auf das Problem der namenlosen Toten nicht nur wissenschaftlich, sondern vor allem »ideell« auf einer Wellenlänge sind.

Ende Februar 2013 rief Morris mich an: »Ich muss mit dir reden, ich komme bald nach Mailand, treffen wir uns zum Essen?« Genau eine Woche später saßen wir in der Nähe des Instituts in einer ägyptischen Pizzeria. In perfektem Englisch, dem Morris' argentinische Wurzeln kein bisschen anzuhören waren, sagte er: »Wir haben ein Problem. Wir werden mit Anfragen von Eritreern und

Syrern überhäuft, die fix oder vorübergehend in Europa leben und auf Geschwister oder andere Familienmitglieder warten, die nie aus Afrika oder dem Nahen Osten eingetroffen sind. Sie befürchten, ihre Angehörigen könnten im Mittelmeer ertrunken sein, und fragen, wie sie ihre Leichname finden können. Wir klären nun in allen südeuropäischen Ländern ab, ob es Datenbanken gibt, an die wir die Leute verweisen können, insbesondere in Spanien, Malta, Griechenland und Italien, wo die Zahl der Leichen von Migranten besonders hoch ist. Weißt du, ob es in Italien so was gibt?«

»Wir bekommen es noch nicht mal hin, eine Datenbank für die eigenen Fälle aufzubauen und zu pflegen, deshalb bezweifle ich, dass es eine für Migrantinnen und Migranten gibt«, antwortete ich. Mir ging Folgendes durch den Kopf: Wenn schon der Vater einer in Rom verschwundenen und in Mailand gestorbenen Tochter diese vielleicht nie wiederfinden wird, obwohl er ihr Verschwinden bei den Behörden gemeldet hat, dann kann man sich leicht ausrechnen, wie die Chancen für den Bruder eines in Siracusa, Palermo oder Catania aus dem Meer geborgenen verstorbenen Migranten stehen. Der Bruder müsste in allen Leichenhallen, bei den Staatsanwaltschaften, in den Polizeipräsidien und auf den sizilianischen Friedhöfen suchen, ohne dabei zu wissen, ob der junge Mann überhaupt je nach Italien gelangt ist.

Im darauffolgenden Monat diskutierten wir an einer der zahlreichen RISC-Sitzungen in Rom den Fragebogen zur Identifizierung von unbekannten Leichen: War das Formular genügend detailliert, um effizient, aber ausreichend einfach, um benutzerfreundlich zu sein? Ich selber war nur Gast an diesen immer ergiebigen und aufschlussreichen Sitzungen. Bei diesem Treffen mit Leuten von der Vermisstenbehörde und der Kriminaltechnik ging es vor allem um die Besprechung von Details rund um das zehnseitige Formular. Wir redeten über den Aufbau des Fragebogens, über technische und sprachliche Einzelheiten, um zu einer definitiven Fassung zu gelangen. Wie ging man beispielsweise am besten mit der Angabe der Körperlänge einer Leiche um: Sollte die Fehlermarge besser 5 oder 10 Zentimeter betragen? Oder die Definition der Ethnie: Schrieb man besser »negroid« oder »afrikanisch«?

Schließlich unterhielten wir uns über das Problem, dass das System noch keine sehr präzisen Übereinstimmungen zwischen Vermissten und nicht identifizierten Leichen lieferte und dass Staatsanwaltschaften und Rechtsmediziner noch zu wenig Daten in die RISC-Datenbank einspeisten. Über diesen Umweg kamen wir schließlich auf die in Sizilien geborgenen Leichen und das damals noch neue Phänomen ertrunkener Migranten zu sprechen.

»Sollen Menschen, die zweifelsfrei während der Überfahrt verstorben sind oder die zwar aus dem Wasser geborgen wurden, aber sicher auf einem Schiff waren, in die RISC-Datenbank aufgenommen werden?« Schweigen. Mir wurde bewusst, dass sich noch niemand ernsthaft Gedanken darüber gemacht hatte. Nach ein paar Sekunden äußerten sich alle gleichzeitig: Die einen sagten trocken Nein, die anderen Ja, manche waren dagegen, weil wir die Daten ohnehin nicht mit den Vermisstenmeldungen würden abgleichen können, da diese sich nur auf Bewohnerinnen und Bewohner Italiens bezogen. Und während wir redeten, wurde uns bewusst, dass es sich um ein unermesslich großes Problem handelte.

Die Zahl der Todesfälle war damals aber noch gering. Wie immer wurde das noch nicht so Dringliche dem bereits Dringlichen geopfert. Wir mussten uns wieder dem Problem der einheimischen Unbekannten und Vermissten und der Optimierung der RISC-Datenbank zuwenden. Und wer sich der Flüchtlingsbewegung widmen wollte, konzentrierte seine Kräfte besser auf die Lebenden, auf deren Aufnahme und Asylbegehren. So blieb bis zum 3. Oktober 2013 alles beim Alten.

2 Katastrophen
Die Toten gleich behandeln

Leute, die ihre Arbeit lieben, widmen sich ihrer Aufgabe mit viel Leidenschaft – in dieser Hinsicht unterscheiden sich Menschen aus dem Bereich der Forensik, etwa Rechtsmedizinerinnen, Anthropologen oder Genetiker, nicht von den anderen. Mir fällt die Energie mancher junger Studentinnen und Studenten ein, wenn sie, ganz aus dem Häuschen vor Aufregung, bei der anspruchsvollen Obduktion eines Mordopfers oder einer beschwerlichen Bergung menschlicher Überreste mithelfen. Auch manche ältere Mitarbeiter können ihre Aufregung angesichts einer technisch oder menschlich neuen Herausforderung kaum verbergen. So gibt es immer wieder Szenen, in denen die Begeisterung der Fachleute, die sich anschicken, eine Leiche zu öffnen oder im Matsch nach Knochen zu wühlen, so gar nicht zum Tod und der Tragödie passt, die sich ereignet hat. Im Gegensatz zu uns kann ein Archäologe, der zu einer Ausgrabungsstätte reist, um eine noch unbekannte Stadt zu entdecken, oder ein Chirurg, der mit seiner Operation die Lebensqualität eines Patienten verbessert oder ihm gar das Leben rettet, seinen Überschwang offen zeigen. Wir »schnipseln an Toten herum«, wie ein Freund, selbst auch »Totenschnipsler«, es nennt, und die Begeisterung für diese Tätigkeit ist von außen nicht leicht nachzuvollziehen – in von Verwesungsgeruch erfüllter Luft Stunden damit zubringen, Organe zu sezieren, Flüssigkeiten zu sammeln und Hinweise auf den Hergang einer Gewalttat zu suchen, Indizien zu finden, die zum Täter führen, oder eben einer Leiche »einfach« ihren Namen zurückzugeben und ihrer Familie einen Toten, den sie bestatten kann. In Wirklichkeit geht es auch hier darum, Gutes zu tun, einfach auf ganz andere Weise als bei einem Chirurgen.

Offen sichtbar wird dieser Arbeitseifer immer bei Massenkatastrophen. Um eine solche handelt es sich in unserem Jargon dann, wenn die Zahl der Toten so groß ist, dass sie mit den gewöhnlichen Kapazitäten nicht bewältigt werden können und das System in einen Ausnahmezustand gerät. Wenn ein Flugzeug abstürzt oder ein Zug entgleist, liefern sich die Spezialisten geradezu einen Wettlauf, um bei den rechtsmedizinischen Tätigkeiten mitwirken zu dürfen. Ich kann mich noch gut erinnern, wie in den Tagen nach dem Tsunami von Phuket in den Mailinglisten einschlägiger staatlicher und nicht staatlicher Organisationen Hunderte von Expertinnen und Experten anboten, sofort hinzureisen, um Hilfe zu leisten. Dasselbe geschah auch beim Einsturz der Twin Towers und in kleinerem Rahmen beim Flugzeugabsturz von Linate bei Mailand.

Umso schockierter war ich, als mir auffiel, dass sich

nach den Schiffbrüchen überfüllter Flüchtlingsboote in der forensischen Gemeinschaft nichts und niemand regte. Die Migrantinnen und Migranten aus Afrika und dem Nahen Osten starben namenlos und wurden namenlos begraben. Niemand aus »meiner« Gemeinschaft, in der man doch weiß, was es bedeutet, wenn Leichen ohne Identität bleiben, in der man in anderen Fällen unbedingt mithelfen will, rührte einen Finger.

Es stimmt, dass ein Unglück einen oft intuitiv umso weniger berührt, je weiter weg es sich ereignet. Insbesondere, wenn die Distanz eher kultureller als geografischer Natur ist. Es stimmt aber auch, dass diese Distanz oft abnimmt, sobald man mit der Verzweiflung der anderen, die keiner Übersetzung bedarf, direkt in Berührung kommt.

Tatsächlich begann man sich in Italien mit großer Menschlichkeit zu engagieren. Presse und Fernsehen berichteten von Leuten, die ins Meer sprangen, um Schiffbrüchige in Küstennähe zu retten, von Initiativen der Kriegsmarine und der Küstenwache, von der Einrichtung staatlicher und nicht staatlicher Erstaufnahmezentren und meist würdigen Bestattungen für jene, die nicht überlebt hatten. Nur in Bezug auf die Identifizierung dieser Leichen geschah nichts.

Wer nicht vom Fach ist, ist sich meist nicht bewusst, wie schwierig in solchen Situationen die Opferidentifizierung ist. Die Leute gehen wohl davon aus, dass alle Verstorbenen mit Papieren in der Tasche aufgefunden werden und das Problem gar nicht existiert. Bei meinen Berufskolleginnen und Kollegen kann man diese Denkweise aber nicht durchgehen lassen. Stellen wir uns einmal vor, ein Flugzeug voller Italiener würde vor der Küste eines anderen Kontinents ins Meer stürzen, die Leichen würden geborgen, bestattet, aber niemand würde sich darum kümmern, sie zu identifizieren. Das könnten wir nicht akzeptieren. Warum akzeptierten wir es dann, wenn »Fremde« starben? Warum unternahm niemand etwas?

Eine Rolle spielte, fürchte ich, die Tatsache, dass die meisten Opfer eine andere Hautfarbe hatten, den Koran lasen oder in einer Sprache redeten, die wir nicht kennen und vielleicht auch gar nicht kennen möchten. Zudem hatte ich den Eindruck, dass sich zunehmend die Auffassung durchsetzte, bei »denen« sei es »anders« mit dem Bedürfnis, vom Tod eines Angehörigen zu erfahren: »Weißt du, andere Kulturen ... komplizierte Lebensumstände ... lassen wir die Finger von solchen ›Sachen‹«, bekam ich etwa von einem Kollegen zu hören, der offensichtlich keinen Versuch machen wollte, die Leichen zu identifizieren.

Obwohl ich aufgrund einer Art geistigen Trägheit und auch ein bisschen blauäugig zur Überzeugung gelangt war, dass hinter diesem Widerstand einmal mehr Rassismus und fehlendes Einfühlungsvermögen steckten, fühlte ich doch irgendwie, dass es noch um mehr ging. Das Problem war viel weitreichender. Es betraf auch die nicht nur ökonomische, sondern vor allem technische Schwierigkeit, die größte Katastrophe der letzten Jahre zu bewältigen, eine Tragödie von enormem, räumlich und zeitlich unklarem Ausmaß.

Die Komplexität der Situation wird vielleicht deutlich, wenn ich hier einmal schildere, welche Schritte nach einem Ereignis dieser Größenordnung normalerweise unternommen werden, um die Opfer zu identifizieren. Gewöhnlich handelt es sich, wenn ein Flugzeug abstürzt oder an einem Bahnhof eine Bombe explodiert, um ein singuläres Ereignis, das in einem bestimmten Moment an einem bestimmten Ort stattfindet. In den Stunden unmittelbar nach dem Unglück werden zwei technische Teams gebildet: das Post-mortem-Team ist für die Leichen zuständig, das Ante-mortem-Team beschafft sich bei Verwandten Informationen über die Opfer.

Sobald die Leichname an einem Ort versammelt sind, meistens in einer Leichenhalle oder, falls das Ereignis zu weit weg von geeigneten Infrastrukturen stattgefunden hat, in einem behelfsmäßig eingerichteten Raum außerhalb der Stadt, nimmt das Post-mortem-Team seine Tätigkeit auf. Im Idealfall entspricht das Vorgehen dem Prozedere, wie es auch bei einer einzelnen Leiche von juristischem Interesse in Gang gesetzt wird, das heißt nach einem Mord, einem Suizid oder auch einem natürlichen Tod. Alles muss ermittelt werden: die Identität, die Ursache und der Zeitpunkt des Todes. Im Fall von Katastrophen, wo Ursache und Zeitpunkt offenkundig sind, geht es oft vor allem um die Identität der Opfer. Zuerst werden Röntgenaufnahmen oder eine Computertomografie der Leiche gemacht, um zu sehen, ob Knochenverdickungen infolge von Frakturen oder Prothesen vorhanden sind. Danach wird eine äußere Untersuchung vorgenommen und jede geringste Verletzung und Narbe am Körper erfasst. Die Vorgehensweise ist natürlich vom Zustand der Leiche abhängig: Eine verkohlte Leiche oder ein Skelett sagen nicht mehr viel über das Aussehen einer Person aus, während bei einem gut erhaltenen Leichnam das kleinste Muttermal wichtig für die Identifizierung sein kann. Und da man nie im Voraus weiß, welche Informationen und Anhaltspunkte die Verwandten für die Identifizierung zur Verfügung stellen werden (es kann auch passieren, dass erst mehrere Monate später noch eine hilfreiche Fotografie oder eine Röntgenaufnahme auftaucht), muss alles erfasst werden – wirklich alles –, bevor die Leiche zur Bestattung freigegeben wird und damit keine weiteren Untersuchungen und Vermessungen mehr vorgenommen werden können. Liefert beispielsweise ein Geschwister nach einer Woche ein Foto des Opfers zu Lebzeiten, auf dem ein erdbeerförmiges Muttermal auf der Unterseite des rechten Arms und ein Leberfleck auf dem dritten Finger der linken Hand zu sehen sind, und wurden diese Merkmale bei der Obduktion nicht gesehen, beschrieben und fotografiert, kann die Leiche womöglich nie mehr identifiziert werden. Deswegen müssen Kleidungsstücke mit größter

Sorgfalt beschrieben, Markennamen notiert, Taschen durchsucht und alle Details neben einer Referenzskala fotografiert werden (so können die genauen Abmessungen festgehalten werden).

Insbesondere bei gut konservierten Leichen ist das Gesicht sehr wichtig, weil es von praktisch jeder Person ein Porträt zu Lebzeiten gibt, auf dem sie gut erkennbar ist. Paradoxerweise wird diesem Körperteil jedoch bei den meisten Obduktionen keine große Bedeutung beigemessen. Da uns aber in den letzten Jahren die Bedeutung des Gesichts zunehmend bewusst geworden ist – gerade in Fällen, in denen man keinen DNA-Vergleich vornehmen kann –, fertigen wir inzwischen dreidimensionale Scans der Gesichter aller unbekannten Leichen an, um im Bedarfsfall, etwa wenn wir nach ein paar Monaten noch ein Foto einer verstorbenen Person erhalten, das Aussehen eines Gesichts aus jeder Perspektive zur Verfügung zu haben.

Nach der äußeren Inspektion beginnt die Sezierung, die Leiche wird aufgeschnitten, damit man »hineinschauen« kann. Zuerst werden der Brustkorb und der Unterleib geöffnet, um das Herz, die Lungen, die Niere und die Eingeweide nach Spuren von Eingriffen oder Krankheiten abzusuchen, die ebenfalls hilfreich für die Identifizierung sein können. Danach passiert dasselbe mit dem Kopf und dem Gehirn. Außerdem werden manchmal Organ- und Flüssigkeitsproben – normalerweise Blut, Gallenflüssigkeit und Urin – entnommen und in verschiedenen Labors unter die Lupe genommen: Im toxikologischen Labor wird anhand von Flüssigkeiten und bisweilen von Organen untersucht, ob toxische Substanzen oder Arzneimittelrückstände vorhanden sind, die Hinweise auf das biologische Profil geben (etwa, ob jemand Drogen konsumierte oder spezielle Medikamente einnahm). Die histologischen Gewebeuntersuchungen dienen in vielen Fällen dazu, die Suche nach Krankheiten zu verfeinern (ein lang zurückliegender Infarkt ist unter Umständen nur unter dem Mikroskop erkennbar). Als Grundlage für die DNA-Bestimmung dient ein Stück von einem Muskel oder Knochen oder ein Zahn. Mittels anthropologischer und odontologischer Abklärungen können das Alter oder die Ethnie genauer bestimmt werden: Dazu werden beispielsweise die Eigenschaften des Schambeins, des Oberschenkelknochens oder des Schädels untersucht. Schließlich erfolgt eine Untersuchung des Gebisses, man fertigt Abgüsse und spezielle Röntgenaufnahmen an, um wichtige Daten für die Identität zu bekommen – die Zahl und Art der Füllungen, Schutzkappen und Implantate, aber auch einfach ihre Form.

Je schlechter eine Leiche konserviert ist, desto weniger Informationen liefert sie, was jedoch nicht bedeutet, dass nichts rekonstruiert werden kann. Ein Skelett sagt zwar nichts mehr über Tattoos oder die Form der Ohren aus, von ihm ausgehend kann man aber dennoch ein sehr genaues biologisches Profil mit Geschlecht, Alter, Statur, Traumata, Krankheiten sowie Zahnschäden und

-reparaturen und dergleichen erstellen, um schließlich über eine Gesichtsrekonstruktion zu einem möglichst plausiblen Gesicht für den betreffenden Schädel zu gelangen.

Die postmortale Untersuchung endet also damit, dass – egal, ob es sich um zwei, zehn oder tausend Leichen handelt – detaillierte anthropologische, toxikologische und genetische Informationen in eine einfach zu bedienende Datenbank eingegeben werden, in der dann nach körperlichen Merkmalen gesucht werden kann. Beispielsweise: Frau mit herzförmigem Tattoo, goldenem Ohrstecker und Narbe am linken Bein.

So sieht die »Luxusvariante« einer postmortalen Untersuchung bei unbekannten Leichen aus. Leider wird sie oft nicht mit dieser Sorgfalt vorgenommen. Nach Flugzeugunglücken mit europäischen oder amerikanischen Opfern meistens schon; handelt es sich hingegen um die Leiche eines Obdachlosen oder eine Katastrophe im Zusammenhang mit Migranten, läuft es nicht immer beziehungsweise fast nie so. Wir werden bald darauf zurückkommen.

Worum kümmert sich unterdessen das AM-Team, also jene Leute, die für das Einholen von Informationen über Vermisste zuständig sind? Eine zentrale Rolle spielen in den meisten Fällen die Familienangehörigen. Von einem Flugzeugunglück etwa erfahren die Angehörigen in »unserer« Welt aus den Medien, aus den Nachrichten in Fernsehen und Radio. Gewöhnlich kontaktieren sie daraufhin selbst die Polizei oder eine örtliche Behörde, meist wird rasch eine Hotline eingerichtet und bekannt gemacht, über die Verwandte Informationen bekommen können. Auf diese Weise erhalten sie auch Anweisungen für das Treffen mit dem AM-Team. Organisatorisch ist das immer sehr anspruchsvoll: Verzweifelte Familien, Chaos, Hektik in einer Gemeinschaft, die gerade eben eine Tragödie erlitten hat. In der Regel werden die Verwandten an einen Ort geschickt, wo sie, falls sie das wünschen, die Leichen sehen und die fragliche Person allenfalls identifizieren können. Angehörige werden gebeten, alles mitzubringen, was hilfreich für die Identifizierung sein kann: Zahnbürsten, Kämme, Rasierklingen oder andere Gegenstände mit DNA-Spuren, Fotos, Videos, Krankenakten, Röntgenaufnahmen, zahnärztliche Dokumente usw. Während des Gesprächs, das lang und schmerzlich sein kann, wird jedes nur denkbare Detail erfragt, von der Statur der Person über die Haarfarbe bis hin zu Krankheiten und Gewohnheiten. Diese Informationen werden sozusagen spiegelbildlich zu jenen über die Leichen ebenfalls archiviert.

Innerhalb von Europa hat jeder Staat einen anderen Modus Operandi: In Nordeuropa kümmert sich die Polizei um alles, und auch die Fachleute für Forensik gehören diesen Institutionen an. In Mittelmeerländern ist die Organisation je nach Fall unterschiedlich, und die Fachleute, die teilweise aus dem akademischen Bereich stammen, werden oft von Staatsanwälten ausgewählt oder beauftragt. In komplexen Situationen mit einem größeren Unglücksgebiet – beispielsweise bei einem Tsunami – und mit Opfern vieler unterschiedlicher Nationalitäten müssen Behörden verschiedener Länder einbezogen werden. Aber auch in diesen Fällen gelingt es dank der Zusammenarbeit zwischen den Institutionen oft gut, von den Opfern der Katastrophe zu den Verwandten zu finden und Verbindungen zu rekonstruieren, auch wenn die Wege manchmal etwas abenteuerlicher sind.

Der letzte Schritt des Identifizierungsverfahrens besteht darin, die PM-Daten mit den AM-Daten zu kreuzen. Der Vergleich von Informationen über Geschlecht, Alter und besondere Kennzeichen oder der genetischen und odontologischen Profile zwischen der PM-Gruppe und der AM-Gruppe liefert Paare, also mögliche Treffer. Doch auch wenn aus diesem Vergleich hervorgeht, dass das Profil von PM 3 zum Profil von AM 10 passt, muss die Identität dennoch mittels eines wissenschaftlich validierten biologischen Verfahrens bestätigt werden, selbst wenn AM 10 der einzige Kandidat ist. Kompatible Daten genügen nicht für die Schlussfolgerung, dass PM 3 und AM 10 die gleiche Person sind: Es braucht einen Vergleich spezifischer biologischer Elemente.

Bei der Identifizierung von Leichen setzt man heute bevorzugt auf drei Methoden: Daktyloskopie (Untersuchung der Fingerabdrücke), Genetik (Untersuchung der DNA) und Odontologie (Untersuchung des Gebisses beziehungsweise der möglicherweise vorhandenen Reparaturen). Falls keine DNA der vermissten Person beschafft werden kann, kommen enge Verwandte zum Zug, idealerweise ein Elternteil oder ein Nachkomme, sonst ein Geschwister: Wie im Fall einer Vaterschaftsuntersuchung wird überprüft, ob eine Verwandtschaft besteht, und auch das kann zu einer Identifizierung führen. Bei »unseren eigenen« Massenkatastrophen ist es normalerweise nicht schwierig, DNA oder Zahnbefunde der vermissten Person zu beschaffen: Fast alle haben ein Zuhause und Angehörige, die persönliche Gegenstände zur Verfügung stellen können, oder einen Zahnarzt, der wenigstens einmal eine Behandlung vorgenommen hat.

Fachleute und vor allem die internationale kriminalpolizeiliche Organisation Interpol haben einen Leitfaden für die Opferidentifizierung erarbeitet und einige allgemeine Regeln aufgestellt. Zunächst stellten sie klar, wie man *nicht* identifizieren soll. Man weist niemandem aufgrund der Kleidung, der persönlichen Gegenstände oder der Ausweispapiere einen Namen zu, da diese absichtlich vertauscht worden oder versehentlich zwischen mehreren Leichen durcheinander geraten sein könnten. Ich habe solche Situationen schon öfters erlebt: Man glaubt, der Tote sei Herr Rossi, weil man in der Tasche dessen Papiere gefunden hat, aber er ist es nicht. So geschehen beispielsweise vor ein paar Jahren, als im Mailänder Stadtteil Brera die Leiche eines Obdachlosen gefunden wurde. In der Tasche hatte er ein ärztliches Rezept, das auf den Namen A.D. lautete. Man ging also davon aus, dass es sich bei der Leiche um A. D. handelte, zumal sein Bruder (der ihn seit zwanzig Jahren nicht mehr gesehen hatte) bei der Gegenüberstellung mit der Leiche dessen Identität bestätigte. Zwei Jahre später stellte sich heraus, dass A. D. in Wirklichkeit gesund und munter war, er war einfach nach Ligurien umgezogen. Die Identität jener Leiche ist bis heute unbekannt.

Rein technisch gesehen kann man also nicht einmal eine Identifizierung durch Verwandte und Familienangehörige als valide ansehen. In Routinefällen schon, aber wenn die Leiche in schlechtem Zustand ist, die Verwandten die betreffende Person schon sehr lange nicht mehr gesehen haben oder die Situation chaotisch ist – wie im Fall einer Massenkatastrophe –, sollte man diesem Verfahren keine Gültigkeit beimessen.

Heutzutage setzt man hingegen auch auf Techniken, die früher als »sekundär« bezeichnet wurden, deren Nutzen mittlerweile jedoch wissenschaftlich anerkannt ist, so etwa die anthropologischen Methoden, also der Vergleich von Gesichtszügen, der Form von Tattoos, der Verteilung von Muttermalen, vorhandenen Prothesen, der Knochenstruktur. Jeder Teil unseres Körpers ist wie ein Fingerabdruck. Verfügt man über ein Foto des Gesichts oder die Röntgenaufnahme eines Knochens, kann man die PM-Form mit der AM-Form vergleichen oder sie sogar übereinanderlegen und daraus einen Schluss ziehen. Eine Identifizierung gelingt dann, wenn jene morphologischen oder molekularbiologischen Elemente erfasst werden konnten, die eine Person unverkennbar von einer anderen unterscheiden, also jene Eigenschaften, bei denen die Wahrscheinlichkeit einer genauen Übereinstimmung mit anderen Personen extrem niedrig ist. Egal, ob ein Forensiker mit Genetik, den Eigenschaften des Gebisses oder mit Fingerabdrücken arbeitet – Hauptsache, er kommt zu einem »zweifelsfreien« Resultat.

Das »Grundrezept« lautet also: PM-Daten + AM-Daten + Vergleich PM/AM. Das klingt einfach, und tatsächlich wäre es nicht besonders schwierig, eine solche Situation zu bewältigen, wenn es bei Massenkatastrophen nicht um eine solche Unmenge an Informationen ginge. Fehlt aber eine der beiden »Zutaten« – die AM- oder die PM-Daten –, kommt man nicht weiter. Und genau das ist bei den ertrunkenen Migrantinnen und Migranten das Problem. Oft gibt es keine Daten, oder es gibt sie irgendwo, aber sie sind sehr schwierig zu beschaffen. Aus diesem Grund wahrscheinlich ist die Identifizierung in diesem Zusammenhang so viel schwieriger als in anderen Fällen.

Dieser »Ausnahmezustand«, dass so viele Menschen bei der Überquerung (nicht nur) des Mittelmeers sterben, währt inzwischen schon fast zwanzig Jahre. Es handelt sich um viele große und kleine, zeitlich verstreute und über den Globus verteilte Katastrophen. Wir haben es mit einer Aufeinanderfolge von Unglücken zu tun – mit jeweils einem Dutzend oder auch Hunderten von Todesopfern –, die sich seit 2001 jeden Monat in immer wieder denselben Gewässern oder an denselben Grenzen ereignen.

Seit Jahren geben die Zahlen großer humanitärer Organisationen Auskunft darüber, wie viele Menschen auf der ganzen Welt im Zuge der gegenwärtigen Migrationsbewegungen sterben. Unabhängig von den Gründen, die Menschen dazu bringen, schlimmste Schikanen zu ertragen und sich in Lebensgefahr zu begeben, ob es nun Kriege, Nahrungsmittelknappheit, persönliche oder ethnische Verfolgungen sind oder ob einfach der Wunsch nach einem besseren Leben dahintersteckt: Die Zahlen sind schockierend.

Seit 2001 haben über 30 000 Migrantinnen und Migranten auf der Flucht aus ihrem Heimatland ihr Leben verloren. Den Zahlen der Internationalen Organisation für Migration zufolge sind 2015 mindestens 6303 Menschen gestorben, 2016 mindestens 8070 und 2017 mindestens 6163. Wenn man sich die Zahlen genauer anschaut, zeigt sich, dass diese Menschen größtenteils im Mittelmeer umkamen (2015 mindestens 3781, 2016 mindestens 5143, 2017 mindestens 3139). Wenn man noch genauer hinsieht, zeigt sich, dass bis 2018 über 50 Prozent der Mittelmeertoten von Italien geborgen wurden. 2017 erreichten 117 654 lebende und 2800 tote Migrantinnen und Migranten dieses Land.

Das bedeutet, dass allein in Italien Tausende Opfer bestattet wurden, von denen über die Hälfte nie identifiziert wurde. Wo sind die PM-Daten all dieser namenlosen Toten?

Irgendwo verstreut. Wenn ein, zehn oder hundert tote Migranten aus dem Wasser oder auf einem Boot geborgen werden, wird die je nach Fundort zuständige Staatsanwaltschaft entscheiden, was mit den Leichen geschieht. Allein in Sizilien ist bei einem Unglück oder einem Todesfall je nachdem die Staatsanwaltschaft von Palermo, Trapani, Catania oder Agrigento zuständig, um nur einige aufzuzählen. Die Informationen betreffend die Leichen enden also letztlich in den Dossiers der jeweiligen Staatsanwaltschaft (oder der Polizeipräsidien oder anderer Büros der Kriminalpolizei), unabhängig davon, welche Untersuchungen die Rechtsmedizinerinnen und Rechtsmediziner konkret durchführten. Klar ist, dass für ein möglichst genaues biologisches Profil eine Obduktion nötig ist, vielleicht sogar mit Röntgenaufnahmen oder noch besser einer CT. Was machbar ist, hängt aber von den am jeweiligen Ort verfügbaren Ressourcen oder, ganz banal, von der Mentalität der Person ab, die sich um den Fall kümmert. Bei derselben Leiche würde der eine Staatsanwalt also vielleicht eine komplette Obduktion, ein anderer hingegen nur eine äußere Untersuchung anordnen, weil die Todesursache seiner Meinung nach eindeutig ist und es für die Identifizierung ausreicht, eine DNA-Probe am Körper zu nehmen, das Gesicht und etwaige Tattoos zu fotografieren und falls möglich die Fingerabdrücke abzunehmen.

Um allein in Sizilien alle Daten über die toten Migranten zusammenzutragen, müssten wir bei jeder einzelnen Staatsanwaltschaft anklopfen und um eine Kopie bitten, wobei die Daten ohnehin nicht homogen wären, weil man nicht überall denselben Richtlinien folgt. Nehmen wir beispielsweises das Jahr 2016: In Sizilien trafen Leichen von 56 Schiffsunglücken ein, die sich alle im Abstand von wenigen Tagen ereigneten. Um die Leichname kümmerten sich drei verschiedene Staatsanwaltschaften. In 30 Prozent der Fälle wurde eine komplette Obduktion vorgenommen, bei den übrigen nur eine äußere Untersuchung. In jedem Fall schrieb der zuständige Rechtsmediziner einen Rapport und händigte ihn einem der zahlreichen Staatsanwälte der drei Staatsanwaltschaften aus.

Die Sache kann aber noch viel komplizierter werden. Es kommt vor, dass die Leichname derselben Katastrophe je nachdem, von wem und wann sie aus dem Meer geholt werden, in ein anderes Land verbracht werden. Die Leichen des Unglücks vom 11. Oktober 2013 beispielsweise wurden auf Italien und Malta verteilt.

Spätestens an dieser Stelle dürfte den Leserinnen und Lesern klar geworden sein, wie schwierig es ist, schon nur über vollständige Daten zu verfügen (selbst wenn wir uns auf jene Fälle beschränken, die Italien betreffen). Bei »normalen« Unglücken ist die Zahl der Toten meistens bekannt, und gewöhnlich werden die Daten aller Leichen nach ein und derselben Strategie erfasst. Das

Phänomen der Mittelmeerflüchtlinge hingegen ist aufgrund der stark angestiegenen Zahl der Opfer von unterschiedlichen Schiffsunglücken an unterschiedlichen Orten in seiner spezifischen Komplexität einzigartig.

Die Post-mortem-Situation ist schon für sich anspruchsvoll, noch komplizierter wird es aber auf der Ante-mortem-Seite. Wo sind die Angehörigen dieser Opfer? Wie und wo können sie kontaktiert werden? Sie können sich in den Herkunftsländern aufhalten, aber auch unterwegs oder bereits in einem Zielland wie Deutschland, der Schweiz oder Kanada angekommen sein. Haben sie vom Unglück erfahren? Wissen sie, an welchem Tag ihr Sohn oder ihre Mutter genau abgereist ist? Wissen sie, dass die Leichen ihrer Verwandten untersucht und die Informationen erfasst wurden?

All dies waren und sind die technischen Schwierigkeiten, die sich zu den kulturellen und politischen Hürden gesellen. Sie zu überwinden, war schwierig. Jahrelang haben wir an von Universitäten oder humanitären Organisationen organisierten Tagungen über die Ungerechtigkeit des Systems, über das bestehende Problem und die dringende Notwendigkeit gesprochen, zur Lösung desselben internationale Leitfäden einzuführen. In der Praxis geschah wenig oder nichts.

In der Nacht vom 3. Oktober 2013 sank gegen 4.30 Uhr vor der Küste der Isola dei Conigli neben Lampedusa ein Boot mit über fünfhundert Personen an Bord, die fast alle aus Eritrea stammten. Später wurden 366 Leichen geborgen. Bootsopfer an sich waren keine Neuigkeit, aber diese große Katastrophe rüttelte die Öffentlichkeit stärker auf als alle bisherigen Fälle. Das führte zur Entstehung der Marineoperation »Mare Nostrum« und dazu, dass man langsam endlich begann, ihre Toten gleich zu behandeln wie die unseren.

3 Die Herausforderung von Lampedusa
Wer sucht, der findet

»Sind wir sicher, dass wir das schaffen?« Danilos sanfte, aber markante Stimme hallte am Abend in meinem Büro wider, in das sich wie immer, wenn es wichtige Dinge zu besprechen gab, auch Pasquale und Porta eingefunden hatten. Wir vier haben das Labanof im Laufe der Jahre gemäß unseren Fähigkeiten und Temperamenten aufgebaut: Ich brachte Fachwissen und Erfahrung in Anthropologie und Rechtsmedizin beziehungsweise forensischer Pathologie mit, Danilo ist Experte für Odontologie und klinische Medizin und ein kluger, umsichtiger Mann, Porta verfügt über biologisches Wissen und handwerkliche, beinahe schon künstlerische Fähigkeiten, und Pasquale, »Pas« genannt, steuert die Naturwissenschaft bei, gepaart mit ausgeprägten administrativen Fähigkeiten und viel gesundem Menschenverstand.

Bei unseren abendlichen Treffen ging es jeweils nicht so sehr um die technischen Aspekte eines bestimmten Falls, die Wahl der geeigneten Zeitschrift für einen neuen Artikel oder die bürokratischen Umtriebe im Zusammenhang mit der Reparatur eines Mikroskops – mit solchen Routineangelegenheiten befassten wir uns tagsüber schon genug. Abends diskutierten wir Fragen, mit denen wir uns gegenüber anderen Institutionen, Büros und der Öffentlichkeit exponierten, Fragen, die auch einen politischen Beigeschmack haben konnten und auf jeden Fall über den didaktischen oder wissenschaftlichen Alltag hinausgingen. Fragen, die auch mit gesellschaftlichem Engagement zu tun hatten.

Porta, der eine von der Silikon-Gummi-Harz-Mischung der laufenden Gesichtsrekonstruktion verschmutzte Konditorschürze trug, saß in meinem Büro auf dem alten roten Sofa, das mein Hund Argo im Laufe vieler Jahre durchgesessen hat, und machte sich über die Fruchtgelees auf dem kleinen Tisch her. Er war aus seiner »Höhlenwerkstatt« im ersten Untergeschoss nach oben gekommen, wie er es bei besonderen Gelegenheiten zu tun pflegte. Danilo ging bedächtig auf und ab, die eine Hand in der Hosentasche, während er sich mit der anderen über den Bart strich, wie immer, wenn er nachdachte und versuchte, seine Ideen möglichst gut zu erklären. Pas saß an seinem Schreibtisch und beantwortete E-Mails, spitzte aber die Ohren.

»Los, ich muss nach Hause. Sie hat ja eh schon entschieden.« Das war Portas typische Art, die Feierlichkeit eines Moments zu überspielen, wenn man über etwas Wichtiges zu reden begann; er blieb aber sitzen und tat sich weiterhin an den Gelees gütlich – denn natürlich war auch ihm klar, dass es um eine heikle Frage ging.

»Sind wir sicher, dass wir das schaffen?«, fragte also Danilo.

Nach dem Unglück von Lampedusa am 3. Oktober 2013 war ein großes Chaos entstanden. Unmittelbar nach der Tragödie erstellte das Polizeipräsidium von Agrigento eine Art Album mit Fotos aller Gesichter, um es Angehörigen zeigen zu können, die auf der Suche nach Vermissten waren. Einige Leichen wurden im Hafen direkt nach der Bergung von Freunden oder Verwandten identifiziert, andere später auf Grundlage der erwähnten Fotos. Ein vollständiges Identifizierungsverfahren wurde aber nie durchgeführt. Es gehörte offenbar nicht zu den institutionellen Pflichten der Europäischen Union, diese Leichen zu identifizieren und sie ihren Familien zurückzugeben, und Aufgabe eines einzelnen Staates war es schon gar nicht. Italien begann allmählich unter dem Druck der Ankunft Zehntausender von Migrantinnen und Migranten zu leiden, die sofort Betreuung, Nahrung und Unterkunft brauchten und auf längere Sicht ein Sozialmanagement erforderten.

Es fehlten einfach die nötigen Ressourcen, um das Identifizierungsprozedere in Gang setzen zu können. Die Arbeit konnte auch nicht von regierungsunabhängigen Kräften ausgeführt werden, das wäre schon nur wegen der Vielzahl nötiger Kompetenzen schlicht unmöglich gewesen. Was es brauchte, war ein Katalysator innerhalb der Regierung, der sich dieser Aufgabe annahm oder es zumindest versuchte, auch wenn dafür kaum Geld zur Verfügung stand. Nur ein einziges Amt war von seiner Struktur, den Kompetenzen des Personals und seiner

»Mission« her in der Lage, die Unternehmung zu wagen: die Vermisstenbehörde UCPS. Diese in Europa einzigartige Behörde war zumindest in der richtigen Position, um sich der Frage anzunehmen, wie die gewaltige gesetzliche und humanitäre Lücke zumindest im Fall der Opfer auf italienischem Staatsgebiet gefüllt werden konnte.

Wir arbeiteten zu dem Zeitpunkt schon länger auf technischer Ebene mit der Vermisstenbehörde zusammen und hatten oft über das Problem diskutiert. Im Laufe der Gespräche, die bisweilen lebhaft und angeregt waren, an anderen Tagen aber auch mutlos und desillusioniert, waren wir zu folgendem Szenario gelangt: Die Vermisstenbehörde könnte mit den verschiedenen Staatsanwaltschaften und zuständigen Ministerien spezielle Abkommen treffen, um als Sammelstelle für alle in Italien zusammengetragenen PM-Informationen über die nicht identifizierten Opfer dieser Schiffsunglücke zu fungieren. Und die Behörde würde nach Möglichkeit auch AM-Elemente von Angehörigen der nach Italien verbrachten Opfer sammeln. Es würde sicher nicht einfach werden, wäre aber ein großer Fortschritt.

Das Projekt der Vermisstenbehörde war so wunderbar wie ambitioniert und rund um das Mittelmeer, das zunehmend zu einem großen Friedhof für voller Hoffnungen losgereiste Menschen wurde, einzig in seiner Art. Endlich, so unsere Hoffnung, würde Italien jener Mutter, die ihren zwei Jahre zuvor aus Eritrea abgereisten Sohn suchte und von der Morris mir erzählt hatte, eine Antwort geben können. Man würde sie einladen können, bei uns die Fotos und sichergestellten persönlichen Gegenstände anzusehen und uns Informationen über ihren Sohn zu liefern, kurz: man würde einen konkreten Versuch unternehmen können, ihn zu finden.

Aber wo sollten wir anfangen? Als Vittorio Piscitelli im März 2014 seine Funktion als Leiter der Vermisstenbehörde aufnahm, stießen wir bei ihm und seiner Stellvertreterin Agata Iadicicco, seit je einem wahren Motor der Behörde, auf offene Ohren. Wir trafen uns in den ersten Monaten seiner Amtszeit etwa dreimal, um darüber zu diskutieren, welches Vorgehen das beste war. Allmählich wurden einige nach dem Unglück vom 3. Oktober entstandene Gruppierungen ungeduldig und drohten mit Klagen auf nationaler und europäischer Ebene, weil ihrer Ansicht nach in den Institutionen absolute Trägheit herrschte, während die Verwandten der Toten Antworten forderten. In Wirklichkeit konnte man niemandem die Schuld dafür zuweisen, dass das Identifizierungsverfahren noch nicht eingeleitet worden war. Es fehlten Instrumente – und sie fehlen bis heute –, die es ermöglichten, einen Staat zu etwas zu »zwingen«, zu dem er gesetzlich nicht eindeutig verpflichtet ist. Die Leichen befanden sich zwar in Italien, aber es waren weder die nötigen Ressourcen noch erprobte Instrumente vorhanden, um das Prozedere in Gang zu setzen. Die einzelnen Staatsanwaltschaften brauchten die Toten nicht zu identifizieren, weil das für den Abschluss des Ermittlungsverfahrens nicht nötig war. Man konnte lange an das humanitäre Völkerrecht appellieren, das eine Identifizierung der Leichen fordert – ein Zwang zum Handeln ließ sich daraus nicht ableiten. Und wenn es nicht Aufgabe der Staatsanwaltschaften war, welche Behörde musste man dann zum Handeln bewegen? Einmal mehr befanden wir uns in einer Grauzone, in der die Identifizierung eines Toten nur zwingend ist, wenn ein direktes juristisches Interesse daran besteht. Es war unvermeidlich ein Zustand fahrlässiger Trägheit. Aber während Italien beziehungsweise einige Behörden sich wenigstens mit der Frage auseinandersetzten, sah das restliche Europa trotz der mit namenlosen Grabsteinen gepflasterten Küsten darüber hinweg.

Das Unglück vom 3. Oktober 2013 vor Lampedusa war ein idealer Prüfstein für einen ersten Versuch, die Verstorbenen zu identifizieren. Die Staatsanwaltschaft hatte unmittelbar danach angeordnet, alle 366 Opfer sorgfältig äußerlich zu untersuchen und ihnen eine DNA-Probe zu entnehmen. Das alles hatte die Kriminaltechnik gewissenhaft erledigt. Als Ausgangsmaterial standen also einheitliche PM-Daten zur Verfügung. Und die AM-Daten? Aus oben erwähnten Gründen hatte niemand das Prozedere in Gang gesetzt. Um mit der Identifizierungsarbeit beginnen zu können, musste man also zunächst – fast ein Jahr nach dem Unglück – die Verwandten der Opfer darüber informieren, dass wir endlich bereit waren, die Arbeit aufzunehmen. Es musste irgendwie gelingen, sie zu kontaktieren, zu befragen und sie zu bitten, uns nützliches Material zur Verfügung zu stellen. Wo sollte man anfangen?

Die Vermisstenbehörde sprach sich mit den zuständigen Organen ab und verbreitete anschließend über alle möglichen Kanäle eine Einladung, die sich an die Verwandten der Opfer richtete. Da die Angehörigen sich sowohl in der Heimat als auch in einem Zielland befinden oder irgendwo unterwegs sein konnten, war eine mehrgleisige Strategie nötig. Im konkreten Fall ging es um eritreische Staatsbürgerinnen und Staatsbürger, weshalb man äußerst vorsichtig vorgehen musste; wir wussten, was dieser Staat den Familien Geflüchteter manchmal antat: Es drohten Folter, Gefängnis, sogar der Tod. Die Familien durften also nicht in Gefahr gebracht werden. Der Leiter der Vermisstenbehörde, Vittorio Piscitelli, schrieb einen Brief, der sich an Botschaften und Gruppierungen richtete, die mit Flüchtlingen eritreischer Herkunft in Kontakt waren, etwa das »Comitato 3 Ottobre«, die Internationale Organisation für Migration, das Internationale Komitee vom Roten Kreuz, die Fondazione Migrantes und so weiter. Über eine solche Mund-zu-Mund-Propaganda sollten die Verwandten erfahren, dass man sich nun endlich um die Identifizierung der Opfer des Unglücks kümmern würde. Mit einem Jahr Verspätung würde erfolgen, was normalerweise sofort geschieht: Angehörige empfangen, um AM-Daten zu sammeln, diese mit den PM-Daten kreuzen, Übereinstimmungen finden und dann eine wissenschaftliche Identifizierung vornehmen.

Da dieser Pilotversuch die Möglichkeiten und technischen Aufgaben der Regierungsstelle überstieg und diese schon gar nicht über das nötige Geld und die nötigen Ressourcen verfügte, fand ich es selbstverständlich, dass wir uns zur Verfügung stellten, als es darum ging zu entscheiden, wer die technischen und wissenschaftlichen Aspekte – das heißt die Sammlung von Daten, odontologische und genetische Untersuchungen und so weiter – übernehmen würde. Wir engagierten uns seit 1995 für »namenlose« Tote, und diesmal waren die Betroffenen noch weniger privilegierte Menschen. Aufgeben kam nicht infrage. Aber wie viel Arbeit würde es bedeuten? Wie viel Geld und Ressourcen würde sie uns kosten?

Das war es, worüber Danilo sich Gedanken machte, als wir an jenem Abend in meinem Büro saßen. Begeisterung, aber auch genaues Abwägen in einem entscheidenden Moment – das steckte hinter jenem »Sind wir sicher, dass wir das schaffen?«. Pas, der immer noch an seinem Schreibtisch saß, ließ einen tiefen Seufzer hören und sagte: »Klar. Wir stürzen uns da in ein ziemliches Abenteuer … aber das machen wir ja eh ständig.«

Ich hakte ein: »Ist für nächstes Jahr genug Geld da für die Frauen und die üblichen Laborkosten?« Das war meine Hauptsorge. Die »Frauen« waren drei Anthropologinnen, die wir uns im Labor seit längerem irgendwie leisten konnten und die in der Forschung, der Didaktik und der Bearbeitung von Rechtsfällen große Arbeit leisteten. Pas blätterte die Tabellen durch, auf denen die Universität jedes Semester die Gelder auflistete, die wir uns mit Vorlesungen, technischen Dienstleistungen und durch Ausschreibungen erarbeitet hatten. »Doch, doch, für nächstes Jahr haben wir noch einen Überschuss.« »Dann sehe ich keine größeren Probleme«, unterbrach ich ihn, bevor er zu einem »aber« ansetzen konnte. »Seid ihr bereit, dass wir uns für diese Sache einsetzen?« Damit würden wir uns auch etliche weitere bürokratische, logistische und wissenschaftliche Aufgaben aufhalsen. An Danilo gewandt entgegnete ich: »Du sagst doch immer, Universität sei Staat, und Staat müsse Staat helfen? Und dass die Funktion der Universität darin bestehe, neue Lösungen für neue Probleme zu finden?«

Wir beide führten während der Kaffeepausen oder wenn wir uns hin und wieder außerhalb des Instituts trafen, oft Gespräche über die Bedeutung unserer Arbeit und die Aufgaben der Hochschulen. Wir waren uns darüber einig, dass die Aufgabe der Universitätsmitglieder darin besteht, zu lehren, zu forschen, vor allem aber als Vorhut Modelle zur Lösung von Problemen – in allen Fachbereichen, von der Medizin bis zum Ingenieurwesen – zu entwickeln und zu erproben. Wirksame Lösungen darf die Universität nicht für sich behalten, sie muss sie mit der Außenwelt teilen, die sie sich aneignet und in die Praxis umsetzt. Nun bot sich uns eine große Gelegenheit, zwei Anliegen unter einen Hut zu bringen: Tote, die von niemandem beachtet wurden, sollten ihren Namen zurückbekommen, und es sollten neue Verfahren zur Lösung eines Problems entwickelt werden, das einerseits unbestreitbar auf Diskriminierung zurückzuführen war und andererseits auf die Schwierigkeiten jener europäischen Länder, die mit großen Zahlen von ankommenden Flüchtlingen konfrontiert waren – die Identifizierung von toten Migrantinnen und Migranten war für sie ein Luxus, den sie sich schlicht nicht leisten konnten.

»Ja, ja, ich weiß, es ist alles wahr, was du sagst … Wird uns die Universität keine Schwierigkeiten machen, der Fachbereich, der Rektor?«, sagte Danilo, schon entspannter, nachdem er seine Sorgen für uns und vor allem für sich selbst in Worte gefasst hatte. Er machte sich von uns allen am meisten Gedanken über politische Fragen, die Außenwelt. »Wenn sie für den humanitären Aspekt kein Verständnis haben«, antwortete ich, »können sie zumindest nicht bestreiten, dass das Unterfangen von großem akademischem Interesse ist. Ich glaube deshalb nicht, dass sie dagegen sein werden. Das Geld gehört ja ohnehin dem Labor, und es ist unsere Sache, wofür wir es einsetzen. Sie müssen nur mit dem Personalaufwand einverstanden sein.« Ich sollte recht behalten. Abgesehen von ein paar bürokratischen Hürden, als es darum ging, die Vereinbarungen mit der Vermisstenbehörde, dem Rektor und verschiedenen Leitern und Verantwortlichen der Mailänder Università degli Studi zu definieren, gab es keine Schwierigkeiten, ganz im Gegenteil. Wir hatten auch nichts zu verlieren, schlimmstenfalls würde es nicht funktionieren, würden wir einen Reinfall erleben. Aber wenn alles gut ging, konnten wir einige Verwandte von ihrer Ungewissheit erlösen und allen zeigen, dass diese Toten identifiziert werden können und auch müssen. Wir waren überzeugt.

»Passen euch der 1. und der 2. Oktober?«, überrumpelte mich Adele, eine Beamtin der Vermisstenbehörde, als sie mir den Termin für die Treffen mit den Familienangehörigen vorschlug. Diese sollten sich für ein Gespräch und zwecks Sammlung von Daten in Rom einfinden.

Natürlich passten uns die Daten. Es war erst Mai, aber der Termin musste mit einem gewissen Vorlauf festgelegt werden, damit der Aufruf möglichst viele Personen rechtzeitig erreichte. Im Communiqué hatten wir erklärt, dass idealerweise Nachkommen oder Eltern von Vermissten kommen sollten, weil diese sich am besten für die genetische Identifizierung eigneten, und erst in zweiter Linie Geschwister. Da uns bewusst war, dass DNA-Proben bei Unglücksfällen dieser Art vielleicht nicht die einfachste Lösung waren, baten wir Verwandte und Freunde auch, weitere nützliche Informationen oder Dinge mitzubringen: Fotos, Videos, ärztliche Unterlagen und so weiter. Alles konnte sich als hilfreich erweisen: vom abgesplitterten Zahn über die DNA des Sohnes bis zum Operationsbericht. Die ersten Treffen würden also am 1. und 2. Oktober und damit unmittelbar vor dem ersten Jahrestag des Unglücks stattfinden – falls denn jemand erscheinen würde. Das war das größte Risiko: Die Vermisstenbehörde nutzte die einzigen möglichen Kommunikationswege, und wir wussten nicht, ob es funktionieren würde, ob wir die Angehörigen auf diese Weise erreichten. Falls niemand kommen würde, wäre das Wasser auf die Mühlen jener Kritiker, die eine Identifizierung dieser Leichen für ein Ding der Unmöglichkeit hielten und jeglichen Versuch daher für überflüssig.

Zunächst konzentrierten wir uns darauf, die PM-Daten des Unglücks neu zu sortieren. Die Vermisstenbehörde hatte die Fotos des Polizeipräsidiums von Agrigento und alle Aufnahmen von der äußeren Untersuchung der Leichen durch die Kriminaltechnik plus die entsprechenden Formulare zusammengetragen. Unser Plan war, diese Daten und Fotos alle noch einmal zu sichten und ein leicht zu konsultierendes Archiv zu erstellen, das Informationen wie Geschlecht, geschätztes Alter, Aussehen, besondere Merkmale sowie eine Beschreibung der persönlichen Gegenstände enthalten würde. Und so reisten Porta und ich nach Rom, um das Ganze auf ein paar 500-GB-Festplatten abzuholen.

In den Räumlichkeiten der Vermisstenbehörde fühlten wir uns immer ein bisschen wie zu Hause, und so blieben wir den ganzen Nachmittag dort, um Material durchzusehen und zu kopieren. Erst da wurde mir richtig bewusst, wovon wir eigentlich sprachen. Als Erstes öffnete ich ein etwa 50-seitiges PDF des Polizeipräsidiums von Agrigento, das auf jeder Seite etwa zehn Gesichter zeigte. Für mich hatte die Identifizierung dieser Opfer bisher aus viel Theorie bestanden, gespickt mit den Fernsehbildern von im Wasser treibenden Leichen und von Särgen. Nun sah ich jedes einzelne Opfer vor mir. Auf fast allen Fotos waren die Gesichter gut erhalten, man sah jedes Detail im Gesicht der Männer und Frauen. Auf der ersten Seite blieb mein Blick oben links an einem mageren Jungen mit kaffeebrauner Haut hängen, dessen knapp achtzehnjähriges Gesicht von dichtem krausem Haar umrahmt war. Die aufgerissenen, gläsern gewordenen Augen starrten ins Leere, auf der Haut glänzte noch Meerwasser. Etwas weiter unten das wunderschöne Gesicht einer jungen Frau mit feinen Gesichtszügen, das Haar zu Zöpfchen geflochten, um den Hals ein Goldkettchen mit herzförmigem Anhänger, und als einziger Hinweis auf den Tod durch Ertrinken war an ihren halb geschlossenen, vollen Lippen etwas weißer Schaum zu sehen. Gesichter, Gesichter und noch einmal Gesichter, alle mit demselben Ausdruck, aber doch so unterschiedlich, und am Schluss Fotos von Kindern in bunten T-Shirts mit aufgedruckten Superhelden oder in adretten rosa oder türkisfarbenen Röckchen.

Ich weiß nicht genau, warum, aber die persönlichen Gegenstände erschütterten mich noch stärker als die Gesichter. Vielleicht hängt es damit zusammen, dass sie die letzten Handlungen, die letzten Entscheidungen widerspiegeln. Oder es hat damit zu tun, dass ein Gesicht klar jemand anderem gehört, während viele der Gegenstände auch die unseren sein könnten: ein Spielzeug deiner Tochter, ein Pullover deines Vaters. Das Dokument »Gegenstände und Ausweise« war für mich das Schlimmste. Obwohl es »nur« Fotos waren, ging mir ihr Inhalt sehr nahe. Eine beige-braune Lederhandtasche mit einem kokett an den Griff gebundenen lila Halstuch. Darin eine Damenuhr mit einem orangefarbenen Armband, ein rotes Döschen, das zwei silberne Ohrsteckerpaare im Ethno-Stil enthielt – rund, in der Mitte bunte Steine –, und ein etwas abgenutztes, mit Notizen vollgekritzeltes Buch auf Tigrinisch, einer der Sprachen Eritreas. Das Buch war sorgfältig in silberne Plastikfolie eingeschlagen. Auf die Rückseite hatte jemand ein paar grinsende Hirsche gezeichnet. Die Besitzerin hatte ein Blatt unter eine Ecke geschoben, auf dem mehrere mit blauem Kugelschreiber geschriebene, teilweise zerlaufene Telefonnummern standen, sowie ein paar Zahlen, einige davon abgehakt, als würde es sich um eine Art Einkaufsliste handeln, und darunter stand auf Englisch in Großbuchstaben »gift«, Geschenk. Auf der unteren Hälfte der letzten Seite klebten zwei Abziehbilder, rote Herzen mit einer arabischen Aufschrift. Dazu Dutzende von Dokumenten und Schwarz-Weiß-Fotos mit dem Gesicht einer jungen Frau mit glattem, in der Mitte gescheiteltem schwarzem Haar, die schüchtern in die Kamera lächelte. Auf einigen sah man im Hintergrund auch andere junge Leute. Auf der Rückseite von Hand geschrieben der Name Teraje. Dann fiel mein Blick auf ein Blatt Papier: ein UNHCR-Zertifikat auf Englisch und Arabisch, das ebenfalls in der Tasche gesteckt hatte und fleckig geworden war, weil der metallene Boden der Tasche inzwischen gerostet war. Auf dem Papier stand:

> *Hiermit wird bescheinigt, dass es sich bei der oben genannten Person um eine Asylbewerberin handelt, deren Antrag auf Flüchtlingsstatus vom Hochkommissariat der Vereinten Nationen für Flüchtlinge geprüft wird. Als Asylbewerberin fällt sie in unsere Zuständigkeit und sollte insbesondere vor einer erzwungenen Rückkehr in ihr Heimatland bewahrt werden, wo nach eigener Aussage ihr Leben oder ihre Freiheit bedroht sind.*

Ich stellte mir vor, wie Teraje sich auf die Reise vorbereitete und dieses Blatt Papier, das für sie die Bedeutung eines rettenden Reisepasses haben musste, sorgfältig auf dem Taschenboden verstaute. Ob ihr auch das Risiko bewusst war, auf das sie sich einließ?

Abgesehen davon, dass die Dokumente in einer anderen Sprache verfasst waren und die Opfer andere Gesichtszügen trugen, erlebte ich das Ganze wie ein Déjàvu der Situation nach dem Flugzeugunfall am Mailänder Flughafen Linate 2001. Unser Institut hatte sich damals um die Identifizierung der 118 italienischen und skandinavischen Opfer gekümmert. Insbesondere ist mir der

Rucksack einer jungen Frau in Erinnerung geblieben, in dem sich ihre Papiere, vor allem aber ein rosafarbener Taschenkalender mit unzähligen Verabredungen und Telefonnummern und zuhinterst ein paar mit Bleistift gemalten Herzen befanden. Nur dass bei dieser Tragödie die Leiche des Mädchens mit dem rosafarbenen Taschenkalender untersucht, identifiziert, angemessen versorgt worden war. Jene von Teraje nicht beziehungsweise nur bis zu einem gewissen Punkt. Ihr Körper lag noch ohne bekannte Identität auf einem sizilianischen Friedhof. Die mit ihr zusammen auf den Fotos abgebildeten Menschen waren vielleicht nicht mehr da, vielleicht lebten sie noch, wussten aber nicht, dass sie gestorben war, und warteten irgendwo auf sie, oder sie hätten einfach gern gewusst, wo sie begraben liegt.

In den darauffolgenden zwei Monaten sortierten wir die PM-Daten. Wir verfügten über die Dokumentation von 366 Leichen. Zuerst mussten wir klären, welche Toten nach Einschätzung der Staatsanwaltschaft bereits zuverlässig identifiziert worden waren. Mithilfe einer einfachen Software erstellten wir ein Archiv und eine Art Totenbuch, das die Verwandten würden konsultieren können. Bestimmt würden manche der Verwandten bei den Gesprächen die Bilder sehen wollen. Jene, die nicht davor zurückschreckten, würden ausgewählte Bilder von Gesichtern, besonderen Merkmalen, Kleidungsstücken und den persönlichen Gegenständen durchsehen können, da die meisten Leichen gut erhalten waren. Dadurch würden wir Hinweise auf die mögliche Identität bekommen. Einige Kolleginnen und Kollegen, vor allem Mitarbeiter von NGOs, empfanden es als unethisch und geschmacklos, die Fotos zu zeigen. Aber nach meinen Erfahrungen im Zusammenhang mit der Katastrophe von Linate, wo ich etwa erlebt hatte, dass ein Mädchen erklärte, sie würde das Institut erst verlassen, wenn wir ihr ihren Vater gezeigt hätten, egal, ob die Leiche verkohlt war, hegte ich keine ethischen oder moralischen Bedenken mehr. Das Mädchen hatte recht: Oft kann der Trauerprozess erst einsetzen, wenn man den toten Körper gesehen hat, sich dem Tod eines Familienangehörigen wirklich gestellt hat. Wenn ein Verwandter die Notwendigkeit verspürt, die Leiche zu sehen, zeigen wir sie ihm mit der gebotenen Behutsamkeit, entweder in echt oder auf einem Foto. So wollten wir es auch mit den Verwandten der Opfer von Lampedusa halten: Sie würden das Totenbuch durchsehen können, wenn sie es wünschten.

Nach diesem ersten Schritt vertrauten wir den drei Anthropologinnen und vier Nachwuchskräften je fünfzig Fälle an. Ihre Aufgabe bestand darin, die vergrößerten Fotos der Leichen genau abzusuchen und dabei auch mit unterschiedlichen Kontrasteinstellungen zu arbeiten, damit garantiert kein Detail unbemerkt blieb. Manchen fielen wirklich kleine Narben auf, die davor nicht beschrieben worden waren, beispielsweise zwischen den

Augenbrauen. Ende August waren das Totenbuch und das Archiv mit allen Details über die Leichen von PM 1 bis PM 366 bereit. Wenn ein Verwandter während des Gesprächs sagen würde, seine vermisste Schwester habe ein Kreuz auf der Stirn, würden wir »weiblich« und »Kreuz« in die Datenbank eintippen und dann die Gesichter zeigen können, die das Programm als *match*, als Übereinstimmung lieferte.

Im September legten wir fest, welchen Fragebogen wir für das Sammeln der AM-Daten und die Interviews mit den Angehörigen verwenden wollten. Wir entschieden uns schließlich gegen den von Interpol und für den des IKRK. Beide sind sehr gut aufgebaut, aber jener des IKRK umfasst auch mehrere Fragen zu Reisegefährten der vermissten Person, was im vorliegenden Fall hilfreich war, außerdem war er unbürokratischer und weniger kompliziert strukturiert.

In der Woche vor dem 1. Oktober 2014 bereiteten wir die Einverständniserklärungen vor, die die Familienangehörigen unterschreiben sollten, insbesondere bezüglich der Entnahme und Untersuchung von DNA-Proben. Wir baten den Genforscher unseres Instituts um Tupfer für Speichelproben, je drei pro Person. Wir kauften auch einen Scanner und weitere Harddisks, um hochaufgelöste Kopien sämtlicher Bilder und Dokumente machen zu können, die die Verwandten uns bringen würden.

Die Vermisstenbehörde hatte uns schon informiert, dass ihnen von den Botschaften und verschiedenen Organisationen die Namen von neunzehn Personen gemeldet worden waren: Neun würden am 1. Oktober kommen und zehn am darauffolgenden Tag. Wir waren erleichtert: Es hatten tatsächlich ein paar Leute auf den Aufruf reagiert und auch eine Möglichkeit gefunden, die Reise zu finanzieren.

Am Abend vor unserer Abreise traf ich mich mit Danilo und Porta, um noch einmal alles durchzugehen: Tupfer, Racks zum Trocknen derselben, vier Ordner mit dem Totenbuch, Computer mit den Files und dem Datensatz als Excel-Tabelle, Harddisks und Scanner, hundert Exemplare des AM-Fragebogens, hundert Exemplare der Einverständniserklärung. Wir waren bereit. Da wir nur eine Nacht in Rom verbringen wollten, fuhren wir frühmorgens mit dem ersten Zug in Mailand los. Mein Lebenspartner, der uns schon öfter zu den unmöglichsten Zeiten zum Bahnhof gefahren hat, ließ uns auch diesmal nicht im Stich. Zuerst holten wir Porta am Piazzale Baracca ab, dann Danilo auf der Piazza Emilia. Als wir um halb sechs aus dem Auto ausstiegen, war es noch dunkel und man erkannte kaum die Marmorlöwen vor dem Bahnhof, neben denen zwei Obdachlose schliefen. Wir tranken in der einzigen offenen Bar in Gesellschaft einiger Eisenbahnangestellter einen Kaffee und bestiegen dann mit unseren vier großen Gepäckstücken, zwei Koffern und zwei Rucksäcken, den Zug. An die Reise erinnere ich mich kaum, aber wir redeten wenig, was kaum je vorkommt. In Roma Termini angekommen, eilten wir zum Auto, das uns die Vermisstenbehörde geschickt hatte. Danilo und ich waren erleichtert, als wir ein bekanntes Gesicht sahen, und erwiderten strahlend den Gruß des Fahrers auf der anderen Straßenseite. Porta sagte trocken: »In ein Auto mit Chauffeur steige ich nicht ein, ich gehe zu Fuß.« Er musste seiner Anspannung irgendwie Luft machen. Aber natürlich fuhr er doch mit. Alle drei waren wir sehr nervös.

Für die Treffen hatte man uns ein Stockwerk in einem Ambulatorium des Innenministeriums reserviert, nicht weit von der Via Cavour, wo sich die Vermisstenbehörde befand. Die Räume lagen im zweiten Stock. Für die Gespräche wählten wir das hellste Zimmer, in dem zwei schöne Topfpflanzen standen. Wir öffneten die Koffer und begannen unseren Arbeitsplatz einzurichten. Der Tisch war groß genug für alle, die daran arbeiten würden: Porta, Danilo und mich, dazu die Vertreterin der Vermisstenbehörde, Elvira, die aus Eritrea stammte und auch dolmetschen würde, ein Mitarbeiter der Kriminaltechnik und ein Psychologe von »Psicologi per i popoli«, einer professionellen Freiwilligenorganisation, die oft beigezogen wurde, wenn die Behörde mit Angehörigen von Vermissten zu tun hatte. Auf dem Schreibtisch stapelten sich ein Dutzend AM-Fragebogen des IKRK, Hefte, Kugelschreiber, Bleistifte und zwei Computer. Auf dem kleineren, meinem, befand sich das Archiv, auf dem leistungsstärkeren, der Danilo gehörte, waren die Powerpoint-Dokumente. Wir würden parallel arbeiten. Auf einem Tisch am Rand lagen die vier schlichten, weißen Ordner: das Totenbuch.

Agata unterhielt sich im Korridor mit den Vertretern der verschiedenen Organisationen, die die Angehörigen herbegleitet hatten. Auf der Liste für den 1. Oktober standen neun Personen, alles Eritreer. Agata fragte, ob wir bereit seien. Ich nickte. Der Erste trat ein.

Es handelte sich um einen etwa fünfzigjährigen Mann, der aber älter wirkte. Seine Bewegungen waren beinahe furchtsam. Wir standen alle auf, um ihm einzeln die Hand zu reichen. Das war fast ein wenig übertrieben, aber wir wussten im ersten Moment nicht, wie wir uns gegenüber jemandem verhalten sollten, dem ein so großes Unrecht widerfahren war. Er setzte sich neben Elvira, die übersetzen würde. Sie stellte uns mit Namen und Funktionen vor, damit er wusste, wer wir waren und warum wir so zahlreich versammelt waren. Dann begann das Gespräch. Ich schlug den ersten Fragebogen auf und schrieb »Lampedusa 3. Oktober, AM1«. Porta und Danilo saßen neben mir, bereit, mitzuschreiben und Dokumente und Bilder einzuscannen, die wir erhalten würden.

Der Mann stammte aus Ghinda in Eritrea, lebte inzwischen aber in Deutschland. Mitarbeiter des »Comitato 3 ottobre« hatten ihn am Vortag von Frankfurt herbegleitet, er war auf der Suche nach seinem Sohn, der zum Zeitpunkt des Unglücks knapp zwanzig gewesen war. Am 30. September 2013 hatte er zum letzten Mal von ihm gehört, der Sohn hatte die geforderten 15 000 Euro bezahlt und wollte am 1. Oktober um zwei Uhr nachts in Libyen ein Schiff besteigen. Als der Vater dann vom Unglück erfuhr, kontaktierte er mehrere Bekannte. Sie sagten, sein Sohn sei möglicherweise verletzt, man habe ihn möglicherweise ins Krankenhaus gebracht, wo er – möglicherweise – gestorben sei ... Zu viele »möglicherweise«. Ein Freund hatte ihm ein Polaroidfoto gegeben, auf dem ein junger, dunkelhäutiger Mann mit Mundschutz in einer Ambulanz zu sehen war. Obwohl man vom Gesicht auf dem Bild wenig oder nichts sah, beharrte er darauf, dass es die Gesichtszüge seines Sohnes sein konnten. Er sei auch nach Sizilien gereist und habe mehrere Krankenhäuser aufgesucht, aber keinen Erfolg gehabt.

Er erzählte ausführlich. Immer wieder unterbrachen wir die liebevollen Schilderungen über seinen Sohn mit unseren technischen Fragen, die ihm herzlos und geradezu grausam vorkommen mussten. Der junge Mann war Student, ungefähr einsachtzig groß, mager, christlich-orthodox. Seine Vorderzähne standen auffallend schief. Abgesehen von einer Bronchitis im Jahr 1995 und einem Schlüsselbeinbruch als Kind war er immer gesund gewesen. Um den Hals trug er ein Holzkreuz. Der Vater hatte viele Fotos dabei. Das neueste, das kurz vor Antritt der Überfahrt aufgenommen worden war, zeigte ihn lächelnd, in einer hellen Hose mit großen Gesäßtaschen und einem rot-schwarz karierten Hemd.

Dieselben Freunde hatten ihm auch mögliche PM-

Nummern genannt: Manche sagten 177, andere 266 und noch einmal andere 290. »Ist es für Sie denkbar, die Gesichter dieser Leichen anzuschauen?« Ich nahm einen der weißen Ordner, setzte mich mit Elvira neben den Mann und schlug die Seite mit PM 177 auf. Ich hatte Angst vor seiner Reaktion, davor, von seinen und meinen Emotionen überfordert zu sein. Ruhig betrachtete er die beiden zu diesem Fall gehörenden Seiten. Er wirkte wie betäubt. Dann murmelte er etwas auf Tigrinisch. Elvira übersetzte: »Er ist nicht sicher ... er weiß es nicht ... Darf er auch alle anderen sehen?« So begann er langsam all diese Gesichter von Männern, Frauen, Kindern durchzusehen, auch jene, bei denen erste Anzeichen der Verwesung erkennbar waren. Manchmal hielt er ein Foto seines Sohnes neben das Foto eines Toten, als ob er sich nicht mehr an sein Gesicht erinnern könnte. Das Gespräch dauerte etwa zwei Stunden. Dann unterschrieb er die Einverständniserklärung, und ich nahm mit einer Art Wattestäbchen drei Speichelproben von seiner Mundschleimhaut. Beim Abschied erklärte ich, wenn er seinen Sohn auf keinem der Fotos erkannt habe, bedeute das nicht, dass er wirklich nicht darunter sei, wir würden alles tun, um ihn zu finden und ihm Bescheid geben zu können. Ich sah ihn mit hängenden Schultern hinausgehen und war selbst auch enttäuscht. Er war von so weit hergekommen, um wenigstens Gewissheit zu haben. Es war eine weitere Ironie des Schicksals, dass wir ihm diese Gewissheit nicht geben konnten.

4 Die ersten Identifizierungen
»Es ist richtig, dass wir hier sind«

An diesem ersten Gesprächstag folgte Treffen auf Treffen. Alle Verwandten der Opfer brachten ihre eigene Geschichte, ihre eigene Tragödie mit. Sie warteten im Korridor, manche waren allein gekommen, andere mit Freunden oder Vertretern der Organisationen, die sie nach Rom begleitet hatten. Manche lächelten und plauderten miteinander, andere saßen reglos und mit gesenktem Kopf da, das Einladungsschreiben fest in den Händen, als klammerten sie sich an die Hoffnung und zugleich Angst, hier ihre toten Angehörigen zu finden.

Man gewöhnt sich nie an diese Gespräche mit Angehörigen. Das hatten wir schon im Fall von Linate gelernt. Die zwei Wochen, die unser Institut damals gebraucht hatte, um 118 Leichen zu identifizieren, waren aufreibend gewesen: Die Prozession von Menschen, die mit Fotos und Zahnbürsten zu uns kamen, Erwachsene und Kinder, alle erschüttert, schweigsam und schockiert über den Verlust. Nur selten wurde die Stille in den Gängen der Leichenhalle vom Schluchzen von Menschen durchbrochen, die es nicht mehr aushielten. Manche beklagten sich damals auch, dass sie vierzehn Tage hatten warten müssen, was uns nicht überraschte. Für Wartende dauert das technische Prozedere immer zu lang. Wie schlimm mag es sich erst anfühlen, ein Jahr, fünf Jahre, das ganze Leben warten zu müssen?

Der Fall der Bootsflüchtlinge war, falls überhaupt möglich, noch qualvoller. Sie hatten sich mit der Tatsache abfinden müssen, dass niemand sich die Mühe machte, ihre Angehörigen zu identifizieren. Auf Nachfragen an allen möglichen Orten hatten sie keine Antwort bekommen. Sie hatten sich nicht nur an den Gedanken gewöhnt, ihre Söhne und Töchter nie wiederzusehen, nie Gewissheit über ihren Tod zu erlangen, auch nie angesichts einer Todesbescheinigung oder über einem Grab weinen zu können, sondern hatten auch still akzeptiert, dass fremde Personen entschieden hatten, dass man für ihre Toten nicht dieselben Anstrengungen unternehmen würde wie für andere Toten. Ich versuchte mir vorzustellen, was das für ihre Psyche bedeutete. Alle Menschen, die in diesem Korridor warteten, lebten in Europa und hatte daher einfachen Zugang zu Nachrichten. Bestimmt hatten sie mitbekommen, was bei anderen, bei »unseren eigenen« Katastrophen alles unternommen wurde: im Fall der Costa Concordia, der Hurrikane in den USA oder im Juli 2014, als die MH17 der Malaysia Airlines in der Ukraine mit 298 Personen an Bord abstürzte, etwa siebzig weniger als beim Schiffsunglück von Lampedusa. In jedem dieser Fälle hatten sich die Herkunftsländer der Opfer und die Staaten, in denen die Katastrophe geschehen war, um die Identifizierung der Leichen gekümmert.

Im Fall der Migrantinnen und Migranten konnten oder wollten sich die Herkunftsstaaten aus naheliegenden Gründen nicht engagieren, während die Länder, die zu Schauplätzen der Katastrophen geworden waren, jede Verantwortung zurückwiesen. Vergeblich ersuchten die Vermisstenbehörde und einige wenige Politiker Italien und Europa um die nötigen Mittel, um das Identifizierungsprozedere in Gang setzen zu können – auch dies eine Form der Aufnahme und Unterstützung von Geflüchteten. Wo auch immer man anklopfte, die Antwort war immer negativ. Aus Erzählungen einiger Abgeordneter, die versucht hatten, bei der Europäischen Union Anträge zu stellen, habe ich erfahren, dass es vonseiten der EU anscheinend hieß, Italien bekomme doch ohnehin schon Geld »für tote Migranten« – meinte man damit die finanziellen Mittel für Bestattungen, Särge und die Bergung? Die Situation war nicht anders als in Griechenland oder Mexiko. Es brachte nichts oder wenig, Tagungen und Treffen zu organisieren oder auf den Straßen Europas zu demonstrieren. Man drang damit nicht zu den Ohren der Mächtigen vor.

Als einzige Institution im ganzen Mittelmeerraum versuchte nun eine kleine italienische Behörde, dieser Ungerechtigkeit auf institutionellem Weg beizukommen.

Die zweite Person, die wir an diesem Vormittag befragten, erschien in ganz anderer Stimmung. Noch bevor die Frau sich setzte, händigte sie uns eine Klarsichtmappe mit sorgfältig gesammelten Dokumenten aus. »Ich lebe in der Schweiz und suche seit über einem Jahr nach meinem Neffen ... Sein Vater ist verzweifelt, aber er lebt in Eritrea und kann nicht nach Italien kommen. Eins verstehe ich nicht: Unmittelbar nach dem Unglück hat jemand dem Bruder meines Neffen, der ein paar Tage zuvor angekommen war, eine DNA-Probe abgenommen, mit der Begründung, man brauche sie für die Identifizierung des Körpers. Warum wurde die Identifizierung nie vorgenommen?« Wie sollte ich dieser Frau erklären, dass irgendjemand mit den besten Absichten auf informellem Weg versucht hatte, Material zusammenzutragen, um Identifizierungen vornehmen zu können, dass bei einem solchen improvisierten Vorgehen aber keine Kontinuität möglich war, dass ein echtes, gesetzlich abgestütztes und kontrolliertes Identifizierungsverfahren dagegen zuvor noch gar nicht in Gang gesetzt worden war? Die Initiative hatte enorme Erwartungen geweckt und zu enormen Enttäuschungen geführt.

Wir versuchten zu klären, was mutmaßlich passiert war, aber ihre Wut und ihr Groll waren zu groß. »Wieso bieten Sie uns erst nach einem Jahr auf?« Sie hatte recht, es war skandalös. Hätte ich sagen sollen, alle hätten vergessen, ihre Toten zu identifizieren? Oder alle hätten es für unmöglich gehalten oder, noch schlimmer, für unwichtig?

Nach einer Dreiviertelstunde begannen wir mit dem Interview. Die üblichen Fragen, das übliche Ritual. Übersetzen war nicht nötig, weil sie perfekt Englisch sprach. Sie erzählte von ihrem Neffen, den sie vergötterte und der kurz vor seiner Flucht aus Eritrea sein Studium abgeschlossen hatte. Sie zeigte die Fotokopie eines Plakats, das einen etwa vierzigjährigen Mann zeigte, in weißem Hemd und mit Krawatte, darunter stand etwas auf Tigrinisch. Sie erklärte, das sei der Onkel des Jungen, er sei aus politischen Gründen unter obskuren Umständen verschwunden. In vielen Details erzählte sie von ihrem Neffen, legte Farbfotos vor, die ihn an seiner Diplomfeier zeigten, mit einem Doktorhut und einem Lächeln, das fast perfekte Zähne offenbarte, abgesehen von einem abgesplitterten oberen Vorderzahn, den sie ebenfalls erwähnte. »Hatte er Narben?«, fragten wir. »Ja, etliche«, antwortete sie. Als Kind hatte er immer wieder hohes Fieber gehabt, und gemäß dortigem Brauch hatte man ihm auf den Augenbrauen und am Brustkorb die Haut geritzt, um ihn zu heilen. Wenn man die Fotos genau betrachtete, waren sie gut zu sehen. Nach der Befragung bat sie von sich aus, die Fotos der Toten sehen zu dürfen. Sie begann zu blättern. Schon auf der vierten Seite brach sie in leises Weinen aus, sprach immer wieder den Namen ihres so geliebten Neffen aus, der der große Stolz der ganzen Familie gewesen sein musste: »Samuel, Samuel ...«

Wir versuchten, ihr in ihrem Schmerz beizustehen, durch Schweigen, ein Taschentuch, ein Glas Wasser, jemand reichte ihr die Hand. Selten habe ich einen solchen Respekt erlebt. Auch ohne Danilo anzusehen, fühlte ich, dass er jeden Moment in Tränen ausbrechen konnte. »Ich gehe eine rauchen«, sagte er und verschwand für zehn Minuten. Sie hatte ihren Neffen zweifelsfrei erkannt. Zwar würden wir die biologischen Kontrollen auf der Basis der Fotos oder der DNA vornehmen müssen, aber tief in unserem Inneren wussten wir, dass er es war.

Die Frau fasste sich wieder und sagte, sie sei noch nicht fertig. Sie zog einen beigen Umschlag aus ihrer Jackentasche, in dem ein sorgfältig gefaltetes Blatt Papier steckte, das etwas Dunkles enthielt. Nicht nur mit ihrem eigenen Schmerz war diese Frau gekommen, sondern auch mit dem einer Freundin, die in Eritrea lebte und nichts über den Verbleib ihres Sohnes wusste. Vielleicht war er an Bord desselben Schiffes gewesen. Das Papier enthielt eine etwa fünf Zentimeter lange, dunkle Haarlocke. Die Mutter des jungen Mannes hatte zweimal per Post versucht, unserer Gesprächspartnerin eine Locke zu schicken, aber der Brief war beide Male abgefangen worden oder verloren gegangen. Nun hatte ein Freund eine Haarsträhne aus Eritrea mitgebracht. Die Locke und ihre Geschichte brachen uns fast das Herz.

Nach Samuels Tante war eine zierliche alte Dame an der Reihe, in Begleitung ihrer vierjährigen Enkelin, die nichtsahnend im Korridor auf den Stühlen herumkletterte. Sie suchte nach dem Vater des Mädchens. Auf sie folgten weitere Brüder, Schwestern und Eltern, bis wir endlich bei der letzten Person angelangt waren.

Erst um 17 Uhr aßen wir unsere eigentlich als Mittagessen vorgesehenen Pizzastücke. Appetit hatten wir keinen, aber trotz der gedrückten Stimmung und der Verzweiflung der Angehörigen, mit denen wir gesprochen hatten, hatte der Magen sich gemeldet.

Am Ende dieses langen Tages gingen Porta, Danilo und ich in einer typischen Trattoria essen. Das Regenwetter spiegelte unsere Stimmung. Wir hatten uns kaum gesetzt, als Danilo, der mir gegenüber saß, lächelnd sagte: »Es ist richtig, dass wir hier sind.« Mit diesen Worten hatte er alles gesagt. Natürlich kommentierten wir beim Essen die verschiedenen Fälle und die Absurdität der Situation. Aber wir waren jetzt etwas weniger aufgeregt. Die technischen Aspekte hatten wir nun im Griff, und den zeitlichen Aufwand für das Gespräch, die Entnahme der Proben, das Ausfüllen der Fragebogen und Formulare, die Einverständniserklärungen und das Scannen der Fotos, die die Angehörigen mitbrachten, hatten wir optimieren können.

Auch der nächste Tag brachte unzählige neue Geschichten, die uns nahegingen: Berichte über haarsträubende, unendlich lang dauernde Reisen, Beschreibungen von Kleidern und Tattoos (Kreuze, Tauben, der Schriftzug »Mamy I love you«, Herzen oder Teekannen), von Narben und manchmal nicht makellosem Lächeln. Beim Versuch, uns den Skorpion zu beschreiben, den der Bruder einer jungen Frau, ein Fotograf, auf seinen Arm hatte tätowieren lassen, verstummte sie plötzlich – sie fand die passenden Worte nicht. Porta zeichnete mehrere stilisierte Skorpione, sie gab Anweisungen, bis wir schließlich eine viel klarere Vorstellung davon hatten, nach welcher Art Tätowierung wir Ausschau halten mussten. Viele brachten uns Dokumente mit. Auf einem Blatt etwa stand auf Tigrinisch »Gott segne euch für eure Unterstützung« und auf der Rückseite waren zwei Fotos angeheftet: Auf dem einen sah man, mit einem von Hand gezeichneten roten Pfeil markiert, den Vermissten, einen jungen Mann mit krausem Haar, der lächelnd ins Objektiv blinzelte, auf dem anderen ein drei- oder vierjähriges Kind, seinen jüngeren Bruder.

In mehreren Fällen erschienen Ehepartner, Partner oder sogar Freunde. Dann war es natürlich nicht möglich, auf die DNA zurückzugreifen. Freunde besaßen in der Regel auch keine Gegenstände mit der DNA der vermissten Person, wie eine Zahnbürste oder eine Rasierklinge. Hier waren also die Fotos essenziell. Einer der Befragten jenes Nachmittags suchte eine im siebten Monat schwangere Freundin. Er hatte nur ein einziges, unscharfes Foto mitgebracht. Danilo fragte: »Haben Sie keine weiteren Fotos? Vielleicht kann ein Freund eines schicken? Hatte Ihre Freundin Facebook?« Mit diesem Wort ging eine Welt auf. Viele der jungen Leute, mit denen wir sprachen, hatten ein Facebook-Profil, so auch dieser junge Mann. Er streckte Danilo sein Smartphone hin, damit dieser die nötigen Angaben notieren und die vorhandenen Bilder herunterladen konnte. Es gab eine ganze Menge Fotos von der jungen Frau. Auf einem saß sie in Pose auf einem hohen Hocker, in einem knielangen rosa Kleid, das ihre schlanke Taille betonte. Sie sah aus wie ein Fotomodell, geglättetes Haar, Bobfrisur, Seitenscheitel. Auf der Nasenwurzel und an einer Wange hatte sie zwei Leberflecke, die der Mann als leicht vorstehend und gut sichtbar beschrieben hatte. Sie lächelte im Wissen, schön zu sein. Von der Schwangerschaft sah man noch nicht viel. Durch die Netzstrümpfe schimmerte braune Haut durch, übersät mit zahlreichen dunkleren Flecken, wie große Muttermale. Sie trug glänzende rote Schuhe mit niedrigem Absatz.

Die vorletzte Gesprächspartnerin kam aus Stockholm und vermisste ihren Bruder und dessen Frau. Sie kam mit zwei DVDs voller Fotos. Zwei Stunden vor Abfahrt hatten sie noch miteinander telefoniert, er hatte als Chauffeur gearbeitet, war kurz vor der Reise wegen eines Hauttumors operiert worden, hatte deswegen eine Narbe am Hals. Er war orthodoxer Christ und trug immer ein Goldkettchen in der Jackentasche. Die Frau hatte auch zahlreiche Fotos ihrer Schwägerin dabei, auf denen viele Details erkennbar waren. Wenn sie lächelte, sah man beispielsweise, dass ihr oben links ein vorderer Backenzahn fehlte. Sie wollte alle unsere Fotos sehen – zuerst die Gesichter, von denen sie keines mit Sicherheit erkannte, dann die persönlichen Gegenstände. Auf einer

Seite, auf der mit Telefonnummern übersäte Fragmente eines Blatts Papier zu sehen waren, hielt sie inne: »Das ist die Schrift meines Bruders.« Vor allem die spezielle Form der Vier und der Sieben war ihr aufgefallen. »Ich bin sicher.« Als sie unter all den Zahlen auch ihre schwedische Telefonnummer erkannte, brach sie in Tränen aus.

Am Schluss kam ein Mann, der kein einziges Mal lächelte. Er war auf der Suche nach seiner Frau. Sie hatten in Eritrea geheiratet, dann war er nach Großbritannien gegangen und zwei Jahre später wollte sie ihm nachreisen. Er hatte ein Fotoalbum mitgebracht. Als wir die erste Seite aufschlugen, sahen Danilo, Porta und ich uns an. Dieses Gesicht kannten wir. Es war eines der ersten, das wir vom Computer der Vermisstenbehörde kopiert hatten, als wir die Dokumentation über die Toten abgeholt hatten: jene Frau mit den feinen Zügen, der kurzen, schmalen Nase, den vollen Lippen, an denen etwas Schaum klebte. Auf dem Foto im Album stand sie Hand in Hand mit ihrem Mann vor einer großen Hochzeitstorte und sah etwas verloren in die Kamera. Dieser würdige Herr schien die Trauer bereits verarbeitet zu haben. Die Seite im Totenbuch schaute er sich an, ohne mit der Wimper zu zucken. Seine Sorge war eine andere: Er wollte die Leiche zurück nach Eritrea überführen, wollte wissen, wie viel das kosten würde. Der italienische Staat übernahm die Bestattungskosten im Land und bemühte sich, namenlose Tote zu identifizieren, aber nirgends war vorgesehen, auch für die Rückführung identifizierter Leichen aufzukommen. Ich antwortete: »Ich weiß es nicht genau, aber gemäß den polizeilichen Vorschriften ist der Transport von Staat zu Staat gewöhnlich ziemlich teuer.« Ich erzählte ihm von einer osteuropäischen Familie, die sich für eine Kremation entschieden hatte, um die Asche einfacher und günstiger von Mailand nach Bulgarien transportieren zu können. Aber eine Kremation kam für ihn als Katholiken nicht infrage, wie er mir mit strengem Blick klarmachte. Ich war nicht besonders überrascht, denn als meine Mutter und ich vor einem knappen Jahr dem Dorfpriester gesagt hatten, mein Vater wolle kremiert werden, hatte er ganz perplex gefragt: »Seid ihr wirklich sicher?« Wir wussten, dass eine Kremation sowohl für manche Katholiken als auch für Muslime ein großes Problem sein konnte. Von allen identifizierten Leichen war noch keine zurückbestellt worden. Es war aber klar gewesen, dass das früher oder später geschehen würde.

Nachdem der letzte Gesprächspartner gegangen war, trat Agata in den Raum und lächelte uns mit Tränen in den Augen an. Wir waren alle müde und betroffen von den Geschichten dieser vielen jungen Leute, die in der Hoffnung auf ein besseres Leben gestorben waren. Mit so viel Trauer und Verzweiflung waren wir hautnah in Berührung gekommen. Gleichzeitig fühlten wir aber auch, dass wir Menschen, denen die Stimme abhanden gekommen war oder die nie eine gehabt hatten, eine neue Stimme verliehen hatten. Wir setzten uns zusammen und besprachen das weitere Vorgehen. Der Leiter der Vermisstenbehörde, der zu uns gestoßen war, wirkte zufrieden, lächelte. Aber wir hatten gerade erst angefangen.

Zu weiteren Gesprächen luden wir in den darauffolgenden Monaten der Einfachheit halber nach Mailand ein. So fanden in unseren Besuchsräumen – denselben Räumen, in denen wir morgens vor Routineobduktionen die Identifizierungen vornehmen – noch einmal sieben Befragungstage statt.

Bei einer dieser Gelegenheiten erzählte ein Mann von den schulischen Erfolgen seiner Nichte, die sogar ein Stipendium für eine renommierte europäische Universität bekommen hatte. Sie hatte sich für die Überfahrt mit dem Schiff entschieden, weil das der schnellste Weg war. Hätte sie mit dem Flugzeug reisen wollen, hätte sie monatelang auf Genehmigungen und Papiere warten müssen. »Sie wollte nicht warten ...«, wiederholte er kopfschüttelnd immer wieder. Dann berichtete er uns in geschliffenem Englisch von der Situation in Eritrea. Viele junge Menschen verließen das Land, weil sie nicht das ganze Leben Militärdienst leisten wollten. Dazu mussten sie absurde Reisen unternehmen, durch Äthiopien in den Sudan und schließlich nach Libyen. Es fiel mir schwer, mir diese jungen Leute auf ihrer Höllenfahrt vorzustellen – dieselben, die Diplome und Hochzeiten feierten, sich zu Hause beim Tanzen fotografierten und ihre Facebook-Profile pflegten. Die Nichte, die wir durch die Erzählungen des Onkels kennenlernten, trug auf den aktuellsten Fotos ein lila T-Shirt und eine Kette mit Strasssteinen, genauso, wie sie auch meine Patentochter tragen könnte. Einmal mehr ließen sich Details auf mein, auf unser Alltagsleben übertragen. Aber ich konnte mir diese junge Frau kaum bei der Durchquerung der Wüste, bei den libyschen Gefängniswärtern vorstellen, bevor sie an Bord des Schiffes gegangen war.

Bisher waren wir mit Eltern, Ehepartnern, Geschwistern und Freunden konfrontiert gewesen, die vor allem Gewissheit haben wollten, um den Tod seelisch zu verarbeiten. Aber bald wurde uns bewusst, dass eine Todesbescheinigung auch aus bürokratischen Gründen wichtig war: Von dieser konnte das Schicksal eines Kindes abhängen. Eines Tages rief mich eine junge Frau an, M., die in fast perfektem Italienisch um einen Termin bat: Sie hatte von der Initiative der Vermisstenbehörde gehört und erzählte uns vom Problem eines Bekannten, der jetzt in Kanada lebte. Seine verwitwete Schwester war sehr wahrscheinlich am 3. Oktober an Bord des verunglückten Schiffes gewesen. Der Mann hatte einige Wochen zuvor mit ihr telefoniert, sie hatte ihm berichtet, dass sie nicht genug Geld hatte und ihren Sohn deshalb bei Bekannten in einem somalischen Lager lassen wollte, sie würde ihn später nachholen. Nun war das Kind Vollwaise und sollte entweder zum Onkel nach Kanada oder zur Schwester nach Schweden reisen. Der Plan war, dass jemand aus der Familie den Jungen adoptierte, dazu brauchten die Behörden aber eine Todesbescheinigung der Mutter, die natürlich nicht existierte, weil die Leiche nie identifiziert worden war. Nun ließ der Onkel uns über M. Fotos der Mutter und DNA des Kindes zukommen, die es ermöglichen sollten, seine Schwester unter den 366 Toten zu identifizieren, endlich eine Sterbeurkunde zu bekommen und das Sorgerecht beantragen zu können.

Dann gab es auch ganze Familien, die verschwunden waren. Ein junger Mann suchte nach seiner Schwester, die mit ihren drei Kindern, vier, sechs und sieben Jahre alt, unterwegs gewesen war. Auf einem der Fotos sah man eine junge, etwas kräftige Frau mit einem Kreuz-Tattoo auf der Stirn, im Arm ein Kleinkind, an der Hand ein weiteres Kind. Das Größte umklammerte ihr Bein. Waren auch sie auf diesem Schiff gestorben? Wahrscheinlich schon, er hatte seit einem Jahr nichts mehr von ihnen gehört. Aber die Familie brauchte Gewissheit, vor allem die Mutter, die noch in Eritrea lebte.

De facto kümmerten wir uns um zwei Schiffsunglücke, die kurz nacheinander stattgefunden hatten. Das eine am 3. Oktober, das andere am 11. Auf dem zweiten Schiff waren vor allem Syrerinnen und Syrer gewesen, aber nur wenige Leichen waren von den italienischen Behörden geborgen und untersucht worden. Andere waren nach Malta gelangt. Uns lagen nur von 22 Toten körperliche und genetische Informationen vor. Aus diesem Grund kamen wenige Syrer zu Gesprächen. Auf dem betreffenden Schiff waren ganze Familien, auch mit kleinen Kindern, unterwegs gewesen. Deutlich in Erinnerung geblieben sind mir ein Arzt und seine Frau, die ihre Kinder suchten. In allen Einzelheiten schilderten sie uns – er in Worten, sie mit ihren Blicken aus großen, dunklen Augen, die aus ihrem blassen, von einem rosa Schleier umrahmten Gesicht hervorleuchteten –, wie sie die Mädchen aus den Augen verloren hatten, als das Schiff zu sinken begann. Sie gaben DNA-Proben ab und stellten uns Dutzende von Fotos von drei fröhlichen Mädchen zur Verfügung, bei sich zu Hause in Damaskus, inmitten von Spielsachen, Freundinnen und Büchern. Unter den wenigen Fotos von toten Kindern, die wir besaßen, fanden sie ihre Töchter nicht. In Malta hatten sie ebenfalls keinen Erfolg gehabt. Es war klar, was das bedeutete. Schmerzerfüllt schrieb der Arzt Zahlen auf ein Blatt Papier: Dreihundert Personen waren an Bord des Schiffes gegangen, 22 Leichen waren von den Italienern geborgen worden, 18 von Malta. Er subtrahierte sie von den dreihundert und schrieb in großen Zahlen das Resultat hin, als wollte er das ungeheure Ausmaß der Tragödie unterstreichen: »260 sind noch am Meeresgrund.«

Fast noch herzzerreißender war das Schicksal einer Familie, die mit einer ähnlichen Geschichte zu uns kam, aber überzeugt war, die Kinder würden noch leben. Während des Schiffbruchs hatten sich die Familienmitglieder an unterschiedlichen Stellen des Schiffes aufgehalten, und nach der Rettung fanden sie einander nicht wieder. Nun suchten sie nach ihrer achtjährigen Tochter und ihrem einjährigen Sohn, den die große Schwester im Arm gehalten hatte. Sie brachten Fotos aus einem Video der BBC, auf denen Bilder geretteter Minderjähriger zu sehen waren: Im Durcheinander sah man ein etwa einjähriges Kind im Arm eines Retters, das sie aufgrund der Kleidung und des Gesichts, vor allem aber, weil sie die Hoffnung nicht aufgeben wollten, für ihren Sohn hielten. Unser Institut war nur eine Etappe auf einer qualvollen Pilgerfahrt durch italienische Polizeiposten, Staatsanwaltschaften und Präfekturen.

In den achtzehn Monaten, die auf den Oktober 2014 folgten, befragten wir insgesamt die Familien von siebzig Personen, die seit diesen beiden Schiffsunglücken vermisst wurden. Größtenteils waren es eritreische Verwandte der Opfer vom 3. Oktober. Diese Angehörigen reisten aus ganz Europa an, aus Italien, Deutschland, der Schweiz, Schweden, Norwegen, Großbritannien. Über ein Jahr nach dem Unglück und in vielen Fällen auf eigene Kosten machten sich hundertsechzig Personen auf den Weg, um ihre Toten zu suchen. Manche kamen mit dem Zug und verbrachten die Nacht am Bahnhof, andere waren mit dem Auto unterwegs und konnten bei Verwandten oder Bekannten übernachten. Ein Mann traf frühmorgens ein, nachdem er die ganze Nacht durchgefahren war, und schlief auf der Marmorbank in unserer Eingangshalle ein. Die kürzeste Anreise hatte eine Person, die 600 Kilometer entfernt wohnte. Viele brachten mehr Dinge mit, als wir angefordert hatten, Speichel in kleinen Behältern, Stücke von Fingernägeln oder Haarlocken, wenn die Eltern der Opfer zu alt waren, um mit nach Mailand zu kommen. Das Material eignete sich oft nicht für genetische Untersuchungen, aber wir nahmen alles an: Wir hätten es als ungehörig empfunden, so aufmerksam und hoffnungsvoll zusammengestellte Proben abzulehnen.

Ich habe mich immer wieder gefragt, ob sich wohl viel mehr Personen gemeldet hätten, wenn das alles früher organisiert worden wäre, wenn Geld vorhanden gewesen wäre, um allen die Reise zu bezahlen, wenn man in den verschiedenen europäischen Ländern wenigstens Anlaufstellen eingerichtet hätte, wo die Leute ihre Daten hätten abliefern können. Aber das, was wir hatten, war immerhin etwas: Diese siebzig AM-Dossiers und die hundertsechzig angereisten Angehörigen zeigten, dass es nicht stimmte, dass niemand mehr nach diesen Toten suchte, wie manche behaupteten.

Nun galt es noch zu beweisen, dass es möglich war, die Toten wirklich zu identifizieren. Auch wenn die Erhebung der Daten zwanzig Monate dauerte – und bis heute nicht abgeschlossen ist –, begannen wir unmittelbar nach den ersten beiden Tagen in Rom mit dem Vergleich der Daten. Innerhalb von zwei Monaten konnten wir, durch sorgfältige Überlagerung von Tattoos, Narben und vor allem Gebissen, erste neun Personen zuverlässig identifizieren. Wir schrieben Rapporte für die Vermisstenbehörde, die sich darum kümmerte, die Mitteilung an die Familien zu schicken.

Viele Kollegen fragten mich: »Wie soll das gehen, eine Identifizierung ohne DNA?« Meine Antwort lautete immer gleich. Einmal erzählte ich Danilo von diesen Fragen, und er ereiferte sich: »Das meinen die doch wohl nicht ernst? In der wissenschaftlichen Literatur heißt es seit Urzeiten, dass man Identifizierungen auch über die *Form*« – dieses Wort betonte er besonders – »vornehmen kann, über die Form von Zähnen, Knochen, Fingerabdrücken, aber auch des Gesichts.« Das stimmte. Die Genetik hatte uns in den letzten Jahrzehnten verwöhnt, die wissenschaftliche Gemeinschaft setzte bevorzugt auf die drei Interpol-Methoden (Daktyloskopie, Genetik, Odontologie), insbesondere auf die DNA-Analyse. »Dabei mangelt es doch nicht an Literatur, die bestätigt, dass auch Identifizierungen ohne genetisches Material gültig sind, wir haben ja dazu auch schon publiziert.« Er schlug einen der Ordner auf: »Siehst du diese Zähne?«, fragte er. Er hatte die Seite mit Samuel erwischt. »Hier brauchen wir keine DNA.«

»Ich weiß und du hast recht, auch im Balkan und in Mexiko ist man so vorgegangen – wir müssen nur sorgfältig darauf achten, welche Informationen wir als gesichert ansehen.« Es war ein Unterschied, ob eine Schwester von einem Tattoo mit einer Taube und einem Kreuz erzählte oder ob man ein Foto desselben besaß. Falls ein Toter mit einem solchen Tattoo aufgefunden wird, kann man im ersten Fall nur von einem *match*, einer Übereinstimmung sprechen. Ein AM-Foto kann man über das PM-Foto legen und Form, Größe und genaue Position vergleichen, auch kleine Hautmakel rund um dieses Tattoo können berücksichtigt werden, man hat damit also viel mehr in der Hand. Wenn es bei derselben Person auch Entsprechungen mit anderen Elementen des betreffenden biologischen Profils gibt, kann man unter Umständen zu einer sicheren Identifizierung gelangen. »Wir müssen damit anfangen«, sagte ich, »die alternativen Identifizierungsmethoden salonfähig zu machen. Als Alternative zur DNA-Methode, aber natürlich nicht minder wissenschaftlich abgesichert. Sonst kommen wir nicht weiter.« Viele Kollegen waren der Ansicht, ohne Genetik sei es aussichtslos, jemanden identifizieren zu wollen. Aber was hätten wir denn tun sollen: All diese Leichen in ein Grab werfen und es von vornherein gar nicht erst versuchen, ihnen mit den zur Verfügung stehenden Mitteln ihre Identität zurückzugeben? Wir wussten, welche Verantwortung man mit einer irrtümlichen Identifizierung trägt, und niemand von uns wollte oberflächlich arbeiten. Im Gegenteil musste man sich doppelt bemühen, wenn man es trotzdem ernsthaft versuchen wollte. »PM- und AM-Daten wie bei den Katastrophen der Reichen können wir vergessen«, sagte ich unverblümt. Die Erfahrung von Linate war ein Spaziergang gewesen im Vergleich zu dieser Herausforderung. Innerhalb von 48 Stunden nach dem Unfall hatten wir die zahnärztlichen AM-Unterlagen von fast allen skandinavischen Opfern bekommen. Bei den Mittelmeeropfern war die Lage ganz anders, das war uns in Rom sofort klar geworden.

Wir definierten die Kategorien, denen wir die Resultate des Vergleichs von AM-Daten mit PM-Daten zuordnen wollten. Die erste hieß »Identifiziert«: In diese Kategorie wurde eine Leiche dann aufgenommen, wenn sie mit egal welcher wissenschaftlich akzeptierten Methode identifiziert worden war, wenn die Daten besagten, das es sich bei einem bestimmten PM zweifelsfrei um einen bestimmten AM handelte. Die zweite Kategorie lautete »Biologische Übereinstimmung« und war jenen Fällen vorbehalten, in denen zwar bestimmte biologische Elemente zwischen einem PM und einem AM übereinstimmten (ein Muttermal, ein genetisches Detail), diese Übereinstimmung für eine sichere Identifizierung aber nicht genügte und weitere Elemente benötigt wurden. Die dritte Kategorie, »Übereinstimmung persönlicher Gegenstände«, kam dann zum Zug, wenn Papiere, persönliche Sachen, Kleidung oder Schmuckstücke passten, was aber, wie bereits erwähnt, für die sichere Zuweisung einer Identität nicht ausreicht. »Erkannt« war die Kate-

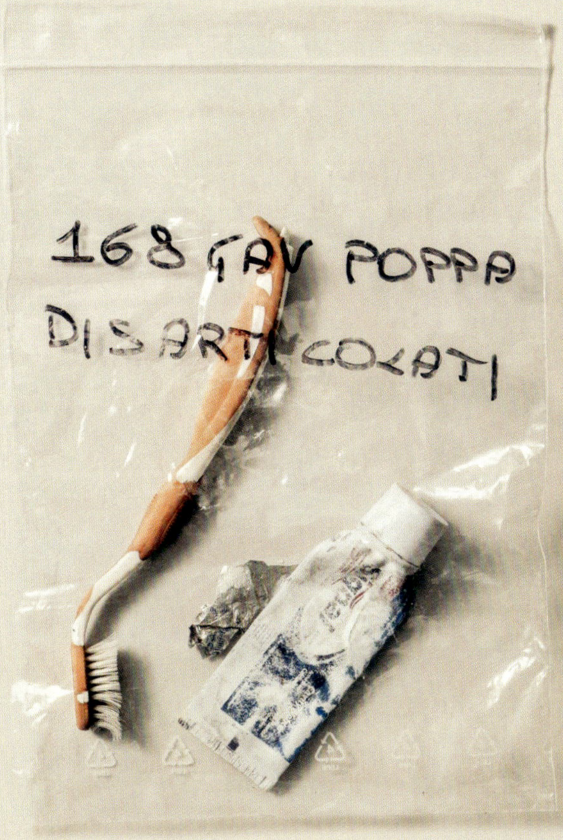

Unbekannt, Heck des Schiffes
Diese Zahnbürste und die Reise-Zahnpastatube wurden im Heck jenes Schiffes gefunden, das am 18. April 2015 hundert Kilometer von der libyschen Küste entfernt gesunken war. Wer sie mit sich geführt hat, lässt sich nicht mehr rekonstruieren.

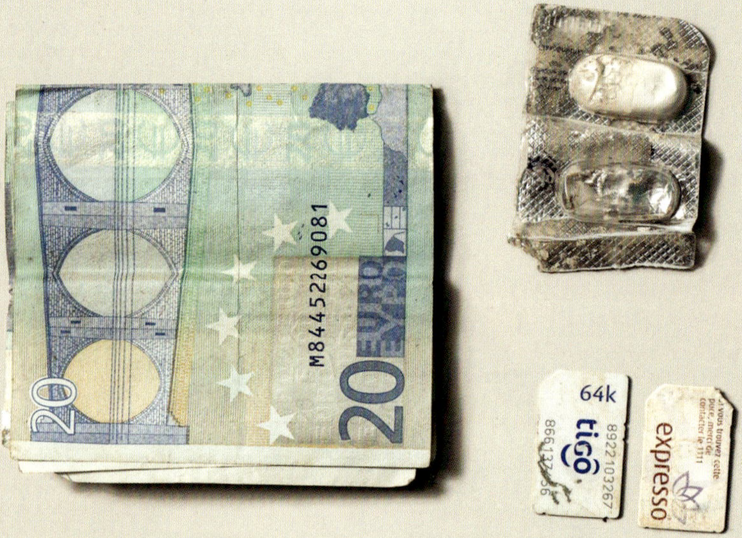

Ein Mann um die dreißig trug in seinen Jeans Euro-Scheine, Medikamente und zwei SIM-Karten. Expresso ist ein Telefonanbieter in Senegal; Tigo ist in Senegal, Ghana, Tschad, Kongo, Ruanda, Tansania und auf Mauritius verbreitet.

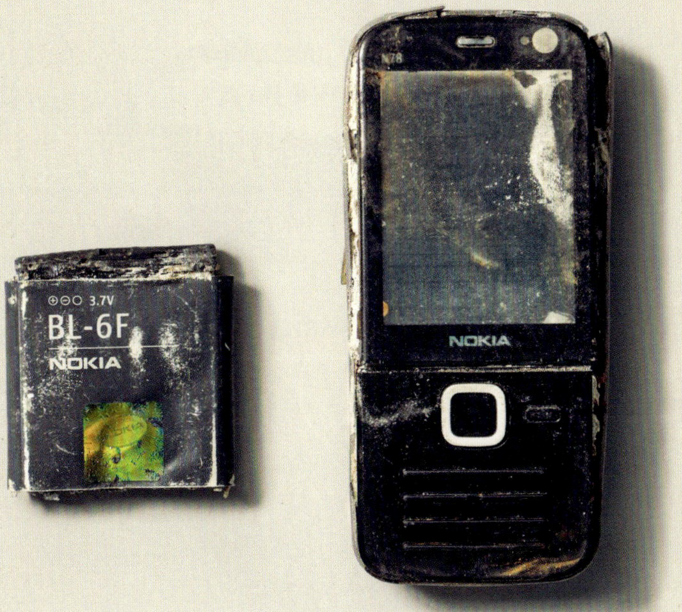

Unbekannt, Bauch des Schiffes
Alles, was nicht einer bestimmten Leiche zuzuordnen war, wurde nach Fundort im Schiff sortiert. Etwa dieses Nokia-Handy, das 2008 auf den Markt kam. Es ist stark vom Salzwasser angegriffen.

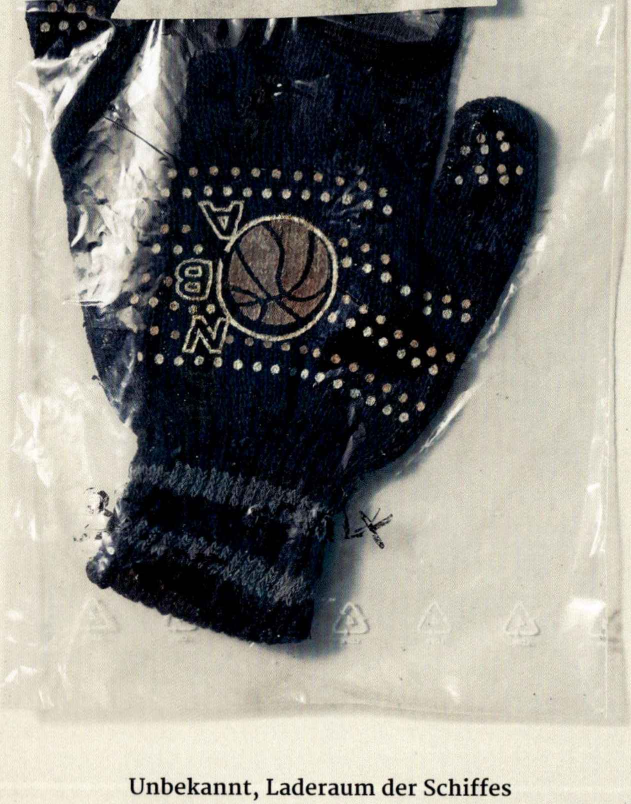

Unbekannt, Laderaum der Schiffes
Ein Handschuh mit einem Aufdruck, der auf die US-Basketball-Liga NBA verweist. Die Größe legt nahe, dass er einem Kind gehörte. Überlebende der Fahrt berichteten, es seien hauptsächlich Männer an Bord gewesen – jeden Alters, aber überwiegend Jugendliche.

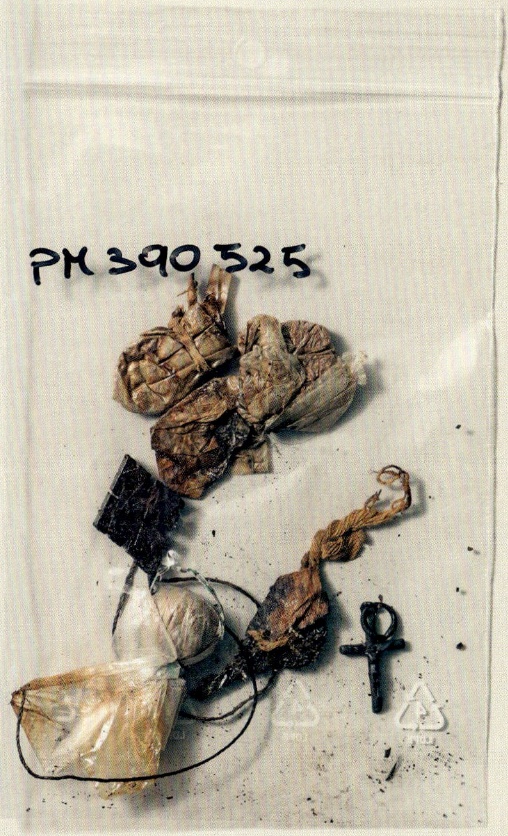

Jugendlicher, männlich
In der Hosentasche trug das Opfer einen Schlüssel und zwei Kreuze, darunter ein koptisches. Koptische Christen leben etwa in Eritrea und Äthiopien.
Wie viele andere Opfer hatte auch dieser Jugendliche wasserfest verpackte Säckchen Erde bei sich – ein Stück Heimat.

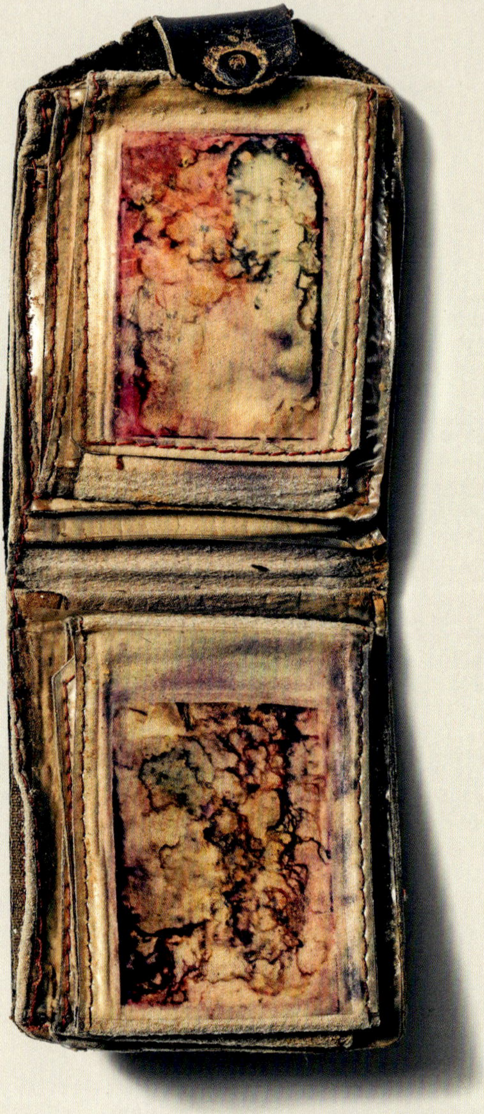

Unbekannt, Laderaum des Schiffes
Dieses Lederportemonnaie war keiner Leiche direkt zuzuordnen, der Inhalt ist verblichen. Nur der Fundort in dem Schiffswrack lässt sich noch angeben.

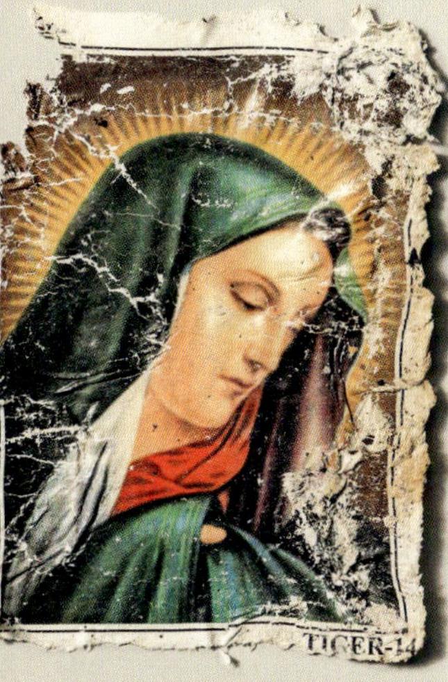

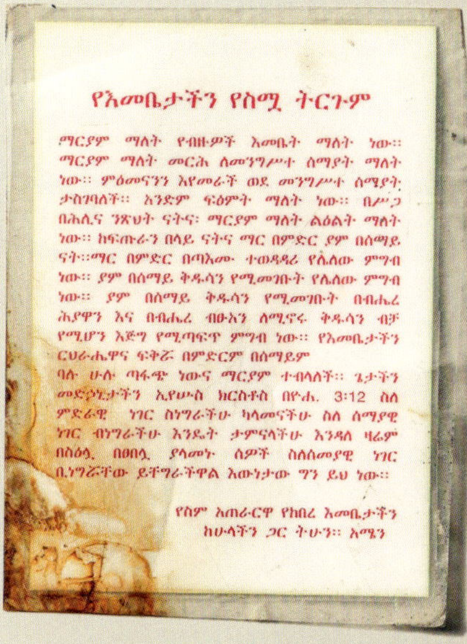

የእመቤታችን የስሟ ትርጉም

ማርያም ማለት የብዙዎች እመቤት ማለት ነው።
ማርያም ማለት መርሕ ለመንግሥተ ሰማያት ማለት
ነው። ምዕመናንን እየመራች ወደ መንግሥተ ሰማያት
ታስገባለች። አንድም ፍፅምት ማለት ነው። በሥጋ
በሕሊና ንጽህት ናትና፡ ማርያም ማለት ልዕልት ማለት
ነው። ከፍጡራን በላይ ናትና ማር በምድር ያም በሰማይ
ናት።ማር በምድር በጣእሙ ተወዳዳሪ የሌለው ምግብ
ነው። ያም በሰማይ ቅዱሳን የሚመገቡት የሌለው ምግብ
ነው። ያም በሰማይ ቅዱሳን የሚመገቡት በብሔረ
ሕያዋን እና በብሔረ ብፁአን ለሚኖሩ ቅዱሳን ብቻ
የሚሆን እጅግ የሚጣፍጥ ምግብ ነው። የእመቤታችን
ርህራሔዋና ፍቅሯ በምድርም በሰማይም
ባሉ ሁሉ ጣፋጭ ነውና ማርያም ተብላለች። ጌታችን
መድኃኒታችን ኢየሱስ ክርስቶስ በዮሐ. 3፡12 ስለ
ምድራዊ ነገር ስነግራችሁ ካላመናችሁ ስለ ሰማያዊ
ነገር ብነግራችሁ እንዴት ታምናላችሁ እንዳለ ዛሬም
በስዕሏ በፀበሏ ያላመኑ ሰዎች ስለሰመያዊ ነገር
ቢነግሯቸው ይቸግራችዋል እውነታው ግን ይህ ነው።

የስም አጠራርዋ የከበረ እመቤታችን
ከሁላችን ጋር ትሁን። አሜን

Jugendlicher, männlich
Rechts unten auf dem Maria-Bildnis ist die Aufschrift »Tiger 14« zu erkennen. Die Sprache auf dem laminierten Gebetsblatt ist Amharisch, eine semitische Sprache, die in Äthiopien gesprochen wird. Es enthält Informationen über die Bedeutung von Maria sowie ein Glaubensbekenntnis.

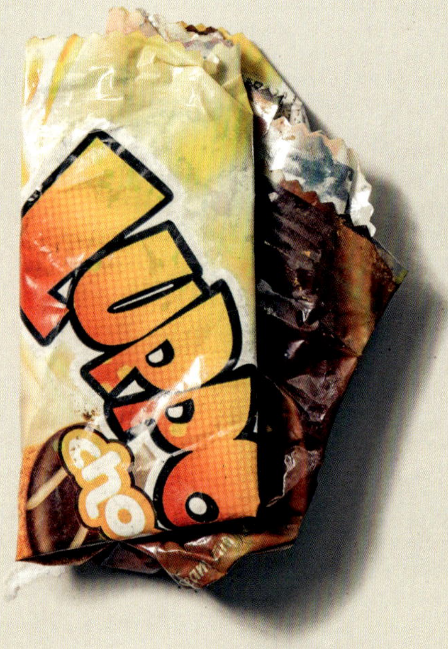

Unbekannt, Frachtraum des Schiffes
Die Hülle eines Schoko-Törtchens der Marke Luppo. Auch oft als Reiseproviant dabei: Datteln. Reste davon haben Cristina Cattaneo und ihr Team sehr häufig in den Taschen der Verstorbenen gefunden.

gorie für jene Personen, die auf einem Foto erkannt worden waren, was ebenfalls nicht ausreichte für eine sichere Identifizierung. Schließlich gab es auch die Kategorie »Fälschlicherweise erkannt«. Diese fürchteten wir am meisten: Es bedeutete, dass jemand, noch bevor wir unsere Tätigkeit aufgenommen hatten, meist unmittelbar nach dem Ereignis, auf einem Foto die gesuchte Person erkannt hatte, dies sich jedoch im Laufe unserer Abklärungen als falsch erwies. Noch vom Tsunami 2004 wusste man, dass die Fehlerquote bei dieser Art der Erkennung etwa 30 Prozent beträgt. Das bedeutet, dass in drei von zehn Fällen eine Person unter einem falschen Namen begraben wird, nur weil man sich bei der Identifizierung auf diese brandgefährliche Methode verlassen hat.

Ein paar Wochen nach den Gesprächen in Rom kamen Porta, Danilo und ich einmal mehr in meinem Büro zusammen. Es war Zeit, eine erste Bilanz zu ziehen. Danilo hatte alle Fotos und insbesondere die Zähne aufmerksam studiert. Porta hatte sich um Tattoos und die Excel-Tabelle gekümmert. Mit dabei war auch Mazza (eine Abkürzung von Mazzarelli), eine der drei Anthropologinnen, die seit einigen Jahren bei uns arbeiteten. Sie hatte sofort spezielle technische Fähigkeiten im Bereich (nicht nur) der Opferidentifizierung und eine große Empathie gegenüber den Opfern an den Tag gelegt, was sie zu einer überaus wertvollen Mitarbeiterin machte. Um einen

Teil der ersten Vergleiche zwischen dem PM-Material und den neunzehn Dossiers aus Rom hatte sie sich gekümmert. »Es könnten etwa zehn sein«, sagte Danilo und meinte die Zahl der Identifizierungen. Wir setzten uns vor seinen Schreibtisch, auf dem ein Computer mit zwei großen Bildschirmen stand. Auf dem ersten erschien übergroß das lächelnde Gesicht des Sohnes unseres ersten Interviewpartners, jenes Mannes, der in allen Krankenhäusern von Agrigento und Palermo nach dem vermissten Jungen gesucht hatte. Es war der junge Mann mit den schiefen Zähnen, jenes Foto, das uns der Vater so schüchtern wie hoffnungsvoll zum Scannen anvertraut hatte. Die Zähne füllten zwei Drittel des großen Bildschirms aus. Ihre Umrisse waren mit einer feinen, roten Linie markiert. »Schaut mal diese gedrängten Zähne hier unten an, wie nah beieinander sie stehen, etwas versetzt, man erkennt das auf diesem Foto genau. Und schaut, hier oben« – mit der Maus zeigte er auf die oberen Vorderzähne –, »seht ihr dieses spezielle Profil, vor allem Zahn 22?« Ich musste kurz überlegen, um seinen Zahnmedizinerjargon mit meinem eher allgemeinen anatomischen Wissen zusammenzubringen und den seitlichen Vorderzahn oben links anzusehen. »Seid ihr so weit?«, fragte er dann. »Ja, ja, natürlich.« »Dann seht euch jetzt das Gebiss von PM 304 an …« Er drückte auf eine Taste, und auf dem rechten Bildschirm erschien das Gebiss einer Leiche. Es war eine der Aufnahmen, die der kriminaltechnische Dienst gemacht hatte. Offensichtlich hatte jemand die Lippen offen gehalten, damit die vorderen Zähne gut sichtbar waren. Die Ausrichtung war glücklicherweise beinahe gleich wie beim Foto von AM 1. Auch hier hatte Danilo das Foto vergrößert und die Zähne mit einer feinen, diesmal blauen Linie umrandet. Die Ähnlichkeit zwischen den beiden Gebissen auf dem linken und dem rechten Bildschirm war offensichtlich. Danilo nahm das blaue Profil und zog es über das rote. Ganze acht Elemente überlagerten sich perfekt. Der AM/PM-Datenvergleich hatte schon gezeigt, dass diese beiden Personen, die tote und die lebendige, dasselbe Alter, dieselbe Größe und denselben Körperbau hatten. Die übereinstimmenden Zähne räumten die letzten Zweifel aus: Er war es. Aber es handelte sich weder um PM 177 noch PM 266, wie Freunde vermutet hatten, sondern um PM 304. In ein paar Monaten würde die Vermisstenbehörde, nach einer Mitteilung an die zuständige Staatsanwaltschaft, dem Vater die offizielle Bestätigung der Identifizierung nach Frankfurt schicken. Für uns war es das erste identifizierte Opfer, für den Vater bedeutete das nach fünfzehn Monaten eine schmerzliche, aber doch befreiende Gewissheit.

An jenem Nachmittag überprüften wir alle deutlichen Übereinstimmungen noch einmal. Vor unseren Augen zog Samuel mit seinen Narben vorbei, der Junge mit dem abgesplitterten Zahn, der sein Diplom feierte, ebenso die schwangere Frau mit ihren Leberflecken und den Muttermalen auf den Beinen und die Ehefrau des Mannes, der nie lächelte. Alle identifiziert. Alle tot, jetzt war es sicher.

Wir kommentierten auch mehrere *matches* von Fällen, in denen wir zwar viele, aber nicht genügend Übereinstimmungen gefunden hatten. Um die Zahl der Identifizierungen weiter erhöhen zu können, brauchten wir zusätzliche Elemente. Es war Zeit, einen Partner für genetische Untersuchungen zu finden. Ich hatte schon eine Idee, wer das sein konnte.

Dank dieser zahlenmäßig zwar noch bescheidenen, aber wichtigen ersten Erfolge konnten wir uns weiter für dieses Anliegen einsetzen und darauf aufmerksam machen, dass mit genügend Geld und angemessenen technischen Mitteln konkrete Resultate erreicht werden konnten. Genetische Untersuchungen würden die Kosten stark in die Höhe treiben. Zudem brauchten wir mindestens eine Arbeitskraft für das Einpflegen der Daten und die Suche nach Übereinstimmungen. Langsam ging uns das Geld aus. Wir hatten aber sofort Glück. Zufällig, im Zusammenhang mit einem Projekt über Folterung, traf ich Paola Arzenati und Padre Aristide Cabassi von der Stiftung Isacchi Samaja. Wir erzählten ihnen von dieser ungerechten Situation und vom Geldmangel, der unsere Arbeit behinderte. Die beiden, die eine Stiftung zugunsten Benachteiligter leiten, waren davon so betroffen, dass sie ein Forschungsstipendium stifteten, das die Anstellung einer Nachwuchskraft für die Datenpflege finanzierte und das inzwischen bereits dreimal erneuert worden ist. Außerdem unterstützte uns das Kinderhilfswerk Terre des Hommes mit dem Kauf einer Reihe von Reagenzien für die genetischen Untersuchungen, nachdem ich Francesca Giannotta, die für die Organisation arbeitete, an einer Fachtagung über Kindsmisshandlung dargelegt hatte, dass unsere Arbeit auch etwas mit minderjährigen Waisen zu tun hatte. Das alles trug dazu bei, dass wir unsere Aktivitäten intensivieren konnten.

Inzwischen hatte ich versucht, ein paar hervorragende Genetiker, mit denen ich oft zusammenarbeitete, mit ins Boot zu holen. Mal um Mal wiederholte ich: »Geld haben wir im Moment keins, aber wenn wir zumindest einige wenige genetische Untersuchungen vornehmen, haben wir danach vielleicht ein Mittel in der Hand, um potenzielle Geldgeber zu überzeugen.« Ich klopfte bei Kollegen an, denen ich vertraute. Aber oft lautete die Antwort aus gutem Grund, der Zeitpunkt sei ungünstig, man hätte gern darüber reden können, wenn Geld vorhanden gewesen wäre, die Zeiten seien einfach schwierig. So wandte ich mich schließlich an einen Genetiker, den ich etwas weniger gut kannte, mit dem die Zusammenarbeit in ein paar anspruchsvollen Fällen aber sehr gut verlaufen war. Carlo Previderè, forensischer Genetiker der Universität Pavia und ein zumindest zu Beginn unserer Bekanntschaft wortkarger Mann, verstand und sagte sofort zu, als ich ihn auf das Thema ansprach. »Versuchen wir es«, sagte er, »schlimmstenfalls müssen wir irgendwann abbrechen … Aber wir sollten es wenigstens probieren. Es wäre nicht das erste Mal, dass wir auch auf eigene Kosten arbeiten.« Wahre Worte.

Als Erstes übergaben wir ihm, nachdem alle Datenschutzfragen geklärt waren, die AM-Proben von rund dreißig Angehörigen. Die Kriminaltechnik stellte ihm die genetischen Profile sämtlicher PM zur Verfügung. Somit konnte er das Erbgut der Toten vom 3. Oktober mit jenem der Familienangehörigen vergleichen, die zu einem Gespräch erschienen waren. Nach und nach konnten so weitere Personen identifiziert werden.

Unser Team war jetzt komplett, und zumindest theoretisch standen uns sämtliche Identifizierungsmethoden zur Verfügung. Mithilfe anthropologischer und odontologischer Verfahren und DNA-Analysen konnten wir in den folgenden Monaten 35 der 53 Eritreer identifizieren, für die wir ein AM-Dossier eröffnet hatten, also mehr als die Hälfte. Darunter auch die zusammen mit ihren drei Kindern gestorbene Mutter mit dem Kreuz-Tattoo auf der Stirn und die Mutter des in Somalia zurückgelassenen Kindes, das so die für die Adoption notwendigen Dokumente erhielt. Ebenso die junge Frau, deren Onkel sich nicht damit abfinden konnte, dass die Nichte sich für das Schiff statt das Flugzeug entschieden hatte, um schneller in Europa anzukommen.

Auch wenn es sich nur um drei Dutzend Identifizierungen handelte, hatten wir in diesem Moment ein Resultat erzielt, das für uns und für andere von enormer

Bedeutung war – auch Leuten, die sich mit Menschenrechtsverletzungen befassten und sich in der Migrationsfrage gut auskannten, war bewusst, wie wichtig es war, dass das, was wir uns vorgenommen hatten, tatsächlich funktionierte. Präfekt Piscitelli stellte die Resultate an der Interpol-Jahresversammlung in Lyon vor und wurde von den Vereinten Nationen nach New York eingeladen, um das italienische Modell zu erläutern.

Es war ein kleiner großer Sieg, zwar nur ein erster Schritt, der aber zeigte, dass auch diese Opfer identifiziert werden konnten, selbst wenn es aufwendiger war und teilweise angepasste Strategien erforderte. Es war der Beweis dafür, dass man etwas tun konnte und musste. Bis heute arbeiten wir daran, in der Hoffnung, die Zahl weiter erhöhen zu können.

5 Die dreizehn von Catania
»Sie nehmen etwas Erde aus der Heimat mit«

Unser kleiner Erfolg im Zusammenhang mit dem Unglück von Lampedusa zeigte, dass sich das Problem der namenlosen verstorbenen Migrantinnen und Migranten mit geeigneten Methoden in Angriff nehmen und teilweise lösen ließ. Unser Beitrag war nur ein Tropfen auf den heißen Stein, illustrierte aber doch einen Sinnspruch, der im Dialekt von Monferrato zwar viel besser klingt, aber übersetzt ungefähr so lautet: »Wollen heißt können.« Natürlich machen wir im Leben alle die Erfahrung, dass es in der Praxis nicht ganz so rund läuft, aber der Spruch passte doch zur Situation: Eine kleine Regierungsstelle, unterstützt von einem Universitätslabor, setzt sich etwas in den Kopf und erreicht letztlich ihr Ziel. Wir waren zufrieden. Es gab zwar noch unendlich viel zu tun, aber der Staat würde sich im Laufe der Jahre nach und nach in diese Richtung bewegen, sich diese Verfahren aneignen. Humanitäre Organisationen interessierten sich für das italienische Modell und überlegten, wie man es an die Situation in anderen europäischen Ländern anpassen konnte. Die bürokratischen Abläufe und Vorschriften unterscheiden sich von Land zu Land, aber die Idee einer zentralen Stelle, an der AM- und die PM-Daten zusammenlaufen, hatte sich als umsetzbar erwiesen. Dazu würde man in Europa einen Weg finden müssen, die verschiedenen Staaten untereinander zu vernetzen und den Informationsaustausch zu gewährleisten. Das war unserer Meinung nach aber Sache von Regierungsstellen, die auf Unterstützung aus der Wissenschaft zählen konnten, falls ihnen wegen der ständigen Notsituationen die Ressourcen fehlten. Unsere Aufgabe sahen wir darin, das Verfahren zu etablieren und bekannter zu machen. Doch die größte Herausforderung erwartete uns noch: der Schiffbruch in der Nacht vom 18. April 2015, hundert Kilometer von der libyschen Küste entfernt.

Ich weiß nicht mehr, wo ich mich befand, als ich von diesem Unglück erfuhr. Das ist merkwürdig, denn bei allen anderen Katastrophen, mit denen ich beruflich zu tun hatte, erinnere ich mich genau an den Ort, die Zeit, die Stimmung und sogar den Geruch in dem Moment, als mich die Nachricht erreichte. Mit dem Flugzeugabsturz von Linate verbinde ich den schimmligen Geruch und die matt glänzenden Marmorplatten in den Korridoren des Gerichts von Vigevano, wo ich ungeduldig darauf wartete, in die Verhandlung gerufen zu werden; bei der Erinnerung an den Brand in einer Druckkammer des Krankenhauses Galeazzi, der elf Todesopfer forderte, erscheint vor meinen Augen der verschmutzte Beton einer

Fensterbank in einer Beratungsstelle für sexuelle und häusliche Gewalt in Mailand, wo ich ans Fenster getreten war, um den Anruf entgegenzunehmen; den Schiffbruch der Flüchtlinge aus Eritrea vom 3. Oktober 2013 assoziiere ich klar mit dem schwülen Dunkelgrün einer Allee vor dem Bildungszentrum des IKRK im Umland von Genf und mit dem Kies, der sich bei jedem Schritt in die Sohlen der Ballerinas bohrte, während ich mit Rom telefonierte.

Hingegen verfüge ich über keinerlei Erinnerungen an den 18. April 2015, als das bisher schlimmste Schiffsunglück im Mittelmeer mit fast tausend Todesopfern geschah. Wenn ich darüber nachdenke, woher diese Erinnerungslücke kommen könnte, fällt mir als möglicher Grund nur ein, dass bei meinem Hund Argo, der mir während eines bedeutenden Teils meines Lebens ein treuer Gefährte war, zwei Wochen vor dem Unglück ein nicht operierbarer Milztumor diagnostiziert wurde und dass er zwei Wochen danach starb. Deshalb vermutlich ist dieser Zeitraum für mich wie in Nebel gehüllt, ich erinnere mich nur an Infusionen, letzte kurze Spaziergänge im Park gegenüber, vielleicht ahnungslose Blicke des Hundes, und an den Geruch seines rauhaarigen Fells.

Das Schiffsunglück veränderte unsere Arbeit aber in vielerlei Hinsicht. Nach dem Untergang dieses alten ägyptischen Fischkutters, der kurz nach der Abfahrt aus Libyen gekentert war und eigentlich Platz für etwa dreißig Personen geboten hätte – die Schlepper hatten darauf aber fast tausend Migrantinnen und Migranten untergebracht –, war nichts mehr wie früher.

Das Schiff erhielt den Namen »Il Barcone« in Großbuchstaben. Unzählige Schiffe sind in den letzten zwanzig Jahren gesunken, in Flammen aufgegangen, verschwunden, mit jungen und alten Männern, Frauen und Kindern an Bord, die sich im Meer verloren oder tot geborgen wurden. Offiziell spricht man von mindestens dreißigtausend Opfern, obwohl diese Zahl sicher lediglich die Spitze des Eisbergs darstellt. Niemand weiß, wie viele Tote noch am Grund der Straße von Sizilien liegen, wie viele Schlauchboote dort tatsächlich gesunken sind. Seinen besonderen Namen »verdankt« dieser Fischkutter aber nicht der hohen Opferzahl. Ich wüsste auch gar nicht, nach welchen Kriterien eine solche Katastrophenrangliste überhaupt erstellt werden könnte: Nach der Zahl der Opfer? Oder der betroffenen Kinder? Der Hautfarbe, wie manche es gern sähen?

Auf dem »Barcone« hatten sich fast tausend Passagiere befunden, größtenteils Teenager und junge Männer und dazu einige Frauen mit Kindern, die meisten von ihnen wahrscheinlich aus dem subsaharischen Afrika. Was die Zahl der Opfer angeht, handelt es sich zweifellos um die schlimmste bekannte Katastrophe im Rahmen der heutigen Migrationsbewegungen. Seine Sonderstellung verdankt der »Barcone« aber nicht den vielen Toten, sondern dem, was dieser gesunkene Fischkutter in der Folge bewirkt hat. Ich finde es bis heute fast unglaublich und sehr berührend, dass sich – in Zeiten, in denen viele Leute mit nichts als Herablassung oder Vorwürfen auf das Ansinnen reagieren, Geflüchtete zu unterstützen – italienische Großinstitutionen wie die Marine, die Universitäten, die Feuerwehr und viele andere zusammengetan haben, um ein Schiff voller Opfer schwarzer Hautfarbe vom Meeresgrund zu heben und ihnen dieselbe Aufmerksamkeit zu schenken wie den tausend weißen Opfern eines hypothetischen Flugzeugabsturzes, sie also zu bergen, fachgerecht zu obduzieren, zu bestatten, nach ihren Verwandten zu suchen. Um diese Dinge hatte sich in all diesen Jahren kein einziger Staat je gekümmert. Im Fall des »Barcone« hingegen konnte sich in dieser von Wut und Feindseligkeit geprägten Zeit einen Augenblick lang eine große Menschlichkeit durchsetzen. Und das, obwohl Italien ohnehin schon stark beansprucht war von der Ankunft Zehntausender Migrantinnen und Migranten, die das Land lebend erreichten. Diese kollektive Aktion gehört zu den nobelsten Taten, die ich in meiner dreißigjährigen Berufstätigkeit erlebt habe. Im nächsten Kapitel werde ich Näheres darüber berichten, zuerst aber möchte ich erzählen, wie diese Operation ihren Anfang nahm.

Ende Juni 2015 berichtete Piscitelli an einer Tagung zum Thema »Wissenschaft für Menschenrechte« nicht ohne Stolz von der Arbeit der Vermisstenbehörde und unseres Labors im Fall von Lampedusa und verkündete, dass er, da sich die italienische Regierung zu einer Bergung des »Barcone« entschlossen habe, eine Task Force aus Forensikern und Rechtsmedizinern zusammenstellen wolle, um jedes einzelne Opfer zu identifizieren oder es zumindest zu versuchen. Die wenigsten glaubten daran, dass es so weit kommen würde. Schon im Zusammenhang mit dem Unglück von Lampedusa hatten Kollegen, Journalistinnen, Freunde und Verwandte unaufhörlich gefragt: »Wer soll denn diese Toten suchen?«, »Sie kommen doch aus zerstörten Ländern ohne Geburtsregister, keiner weiß, wo die Verwandten sind, wie willst du sie denn identifizieren?«, oder: »Reicht es nicht, einen Kranz ins Meer zu werfen?«. Das waren noch die freundlicheren Bemerkungen. Andere stimmten Klagelieder an: »Mit allen Problemen, die wir in Italien ohnehin schon haben, wären wir verrückt, wenn wir uns auch noch damit befassen würden.« Ich hatte mir mit der Zeit angewöhnt, bedacht und recht ausführlich zu antworten, darauf hinzuweisen, wie wichtig es war – vor allem für die Lebenden –, dass Tote identifiziert werden, und dass wir es uns nicht mehr erlauben konnten, die Grundrechte anderer Menschen mit Füßen zu treten. Später merkte ich, dass entschiedenere und emotionalere Antworten die Diskussion abkürzten. Zu einem Freund aus der »freundlichen« Kategorie sagte ich zum Beispiel: »Wenn du wüsstest, dass deine Tochter sehr wahrscheinlich in einem Flugzeug saß, das abgestürzt und in einen See gefallen ist, würde es dir genügen, irgendwo in der Nähe einen Kranz ins Wasser zu werfen?« Natürlich spiegelte diese Frage nicht alle Aspekte unserer Mission wider, aber in diesem Fall genügte sie, weil er die Diskussion mit »Na ja, so gesehen …« beendete.

Wie gesagt, während Piscitellis Beitrag an der Tagung rechnete niemand damit, dass es wirklich so weit kommen würde. Danilo, der neben mir saß, beugte sich zu mir und flüsterte scherzend: »Er trägt wieder mal dick auf.« Keiner von uns dachte, dass wir genau ein Jahr später wirklich zwei Monate in Sizilien verbringen würden, um im Rahmen eines rechtsmedizinischen Einsatzes, der eine für eine Flüchtlingskatastrophe praktisch beispiellose Dimension annehmen würde, jeden Tag Dutzende von Obduktionen durchzuführen. Ebenso wenig ahnten wir, dass es keine zwei Wochen nach der Tagung recht jäh schon losgehen würde.

An einem Freitagnachmittag suchte ich in den Gängen des Labanof Material für eine Begutachtung vor Ort zusammen, die wir in den nächsten Tagen vornehmen würden – es ging um das Opfer eines 'Ndrangheta-Mordes, das irgendwo in der Brianza versteckt war und das wir zusammen mit Dominic, unserem Archäologen, bergen sollten. Er hatte das »Geheimgrab«, wie er es nannte, noch nicht gefunden, uns aber schon Bescheid gegeben, dass er auf eine »hübsche« Grube gestoßen sei. Mit »hübsch« meinte er normalerweise »knapp genug groß für einen menschlichen Körper«. Für uns war das ein

Signal, dass Dominic, dem man seine englische Herkunft immer noch anhörte, sich bald mit Neuigkeiten melden würde: »Ich habe ihn, schickt mir eine Anthropologin, damit wir ihn rausholen können.« Oder auch: »Tja, Fehlalarm …« Wir waren also in Bereitschaft, weil es jeden Moment losgehen konnte. Von der Unordnung in unseren viel zu engen Räumlichkeiten abgelenkt, betrachtete ich gerade einige Schaufeln, die auf einem alten Metalldetektor aufgestapelt waren, als ich auf dem Display meines Telefons den Namen »Piscitelli« sah. Vor lauter Aufregung, und weil ich so angestrengt zu überlegen begann, warum er wohl anrief, hätte ich ihn beinahe verpasst. »Pronto! Herr Piscitelli, wie geht es Ihnen?« Auf der anderen Seite ertönte die vertraute, immer höfliche, ruhige Stimme mit dem starken, angenehmen neapolitanischen Akzent: »Frau Cattaneo« – lange Pause – »ich glaube, es ist Zeit, die ersten Toten des ›Barcone‹ zu untersuchen.« Ich bat ihn, genauer zu erklären, wie er das meinte, wusste in meinem Innersten aber schon, dass er uns auffordern würde, sofort hinzufahren – während ich gleichzeitig hoffte, dass er das nicht tun würde, da wir, objektiv betrachtet, noch nicht bereit waren. Wir hatten schon in den Tagen zuvor einige Male telefoniert; die Kriegsmarine hatte angefangen, mithilfe eines Roboters die rund um den »Barcone« auf dem Meeresgrund verstreuten Leichen zu bergen. Daneben liefen die Vorarbeiten für die kompliziertere Hebung des mit Toten gefüllten Wracks aus vierhundert Meter Tiefe. Die sterblichen Überreste neben dem Schiff wurden mit einer Art Zange gepackt und einzeln in Leichensäcke gesteckt, die dann in einem Metallkorb zum Schiff hochgezogen wurden.

Im Gefrierraum an Bord des Marineschiffes »Tremiti« mussten sich also allmählich Leichen ansammeln. Piscitelli hatte mir auch von seiner verzweifelten Suche nach einem Ort erzählt, an dem die Obduktionen vorgenommen werden konnten. Schließlich war er auf einen verlassenen Trakt im Krankenhaus von Catania gestoßen, die ehemalige Abteilung für Gynäkologie und Geburtshilfe. »Könnte das Ihrer Meinung nach gehen?«, hatte er mich gefragt. Das hing von der vorhandenen Infrastruktur ab. Außerdem handelte es sich um ein immer noch funktionierendes Krankenhaus – keine ideale Situation für die Arbeit mit penetrant riechenden verwesenden sterblichen Überresten. Geeigneter wäre mir eine Leichenhalle weitab der Stadt erschienen, vielleicht auf einem Friedhof. Aber in Catania waren die Friedhöfe – wo sonst oft Obduktionen vorgenommen werden – nicht dazu ausgerüstet, Leichen gekühlt aufzubewahren. So entschied man sich schließlich doch für die ehemalige Gynäkologie.

Piscitelli sagte: »Man hat bisher dreizehn geborgen und will sie möglichst rasch bestatten. Deswegen sollten sie zügig obduziert werden. Wenn alles sorgfältig gemacht werden soll, müsst ihr morgen früh dort sein. Ich sage Ihnen aber gleich, dass die Stimmung nicht besonders gut ist. Die Behörden haben es eilig und sind alles andere als begeistert von der Aussicht, dass dreizehn verweste Leichen in ein Krankenhaus gelangen.«

Ich bat um eine Stunde Bedenkzeit, um mich mit meinen Kollegen zu besprechen. Tausend Sorgen und Ängste schossen mir durch den Kopf, vor allem aber ein Gedanke: Wir kämpften seit Jahren dafür, dass diesen Opfern alle zur Identifizierung nötigen Untersuchungen zuteil werden, genauso, wie wir es bei »unseren« Toten machen. Das ist zeitaufwendig, besonders wenn eine Leiche schon stark verwest ist. Es braucht eine unglaubliche Aufmerksamkeit. Ich überlegte, welche Arbeitsschritte uns bevorstanden: die Leichen fotografieren, sie vorsichtig ausziehen, um keine Details zu zerstören, die banal wirken mochten, sich aber als essenziell für die Identifizierung erweisen konnten, wie Papiere, Zettel, persönliche Gegenstände, SIM-Karten. Die Kleider genau beschreiben, die Körper gut waschen – sie kamen aus dem Meer und konnten schmutzig sein, von Tieren oder einem der zahlreichen Umweltfaktoren angegriffen, wenn sie nicht überhaupt nur noch aus Knochen bestanden. Jeder Zentimeter Haut musste nach Narben, Tattoos und Muttermalen abgesucht werden. Danach würden wir das Gesicht – falls noch vorhanden – aus verschiedenen Perspektiven fotografieren, DNA-Proben entnehmen, den Mund untersuchen und das Gebiss vermessen, überprüfen, ob Details im Innern des Körpers zur Identifizierung beitragen konnten: Spuren einer Tuberkulose, einer Herzoperation, einer Schwangerschaft. Für all das brauchte man Zeit. In unserer komfortabel ausgestatteten Leichenhalle in Mailand dauerte eine solche Untersuchung mindestens einen Tag. So viel Zeit stand uns, den Worten des Präfekten nach zu schließen, in diesem Fall aber nicht zur Verfügung. Ich fürchtete, in eine Situation zu geraten, in der wir nicht die Sorgfalt walten lassen konnten, die wir seit Jahren predigten.

Meine zweite Sorge betraf die überstürzte Abreise. Wir mussten nicht nur klären, wie (und mit welchen finanziellen Mitteln) wir sechs Personen in zwölf Stunden nach Sizilien katapultieren konnten, sondern auch zusehen, dass wir das Nötige rechtzeitig packen konnten: Stryker-Kreissägen, Werkzeuge und Instrumente für die Obduktion, Reagenzgläser, Tüten, Formulare, Computer, Kameras. Im Labanof herrscht zwar immer großer Betrieb, es bleibt aber doch ein kleines Labor. Wir sind keine Ermittlungs- oder Sondereinheit der Polizei und gehören auch keiner großen und finanziell viel besser ausgestatteten Nichtregierungsorganisation wie etwa dem IKRK an. Noch während ich bei jenen Mitarbeitern meine Fühler ausstreckte, die ich gern dabei gehabt hätte, meckerten die Gegner schon: »Es ist weder machbar noch akzeptabel, dass wir Hals über Kopf und ohne einen Euro in der Tasche nach Catania eilen, um Obduktionen vorzunehmen: Das ist schlicht unprofessionell.« So dachte aber nur eine Minderheit. Bei den anderen, die eher handelten, statt zu reden, spürte ich, dass sie in ihrem Innersten verstanden hatten, dass wir hinfahren mussten. Später setzte ich mich mit Danilo, den drei Anthropologinnen des Labors, zwei hoch engagagierten Nachwuchskräften, die gerade eine Spezialisierung in Rechtsmedizin machten, und Annibale, dem verlässlichen Techniker des Anatomiesaals, zusammen, um das Vorgehen zu planen. »Der nächste Flug geht morgen Vormittag, damit kommen wir zu spät an. Wir müssen heute Nacht reisen. Ich nehme den Nachtzug, der morgen früh in Catania ankommt …« Danilo setzte meinen Satz fort: »… und wir fahren im Auto, so können wir auch die Taschen mit den Instrumenten mitnehmen. Ich fahre mit meinem, Annibale mit seinem. Wenn wir um Mitternacht losfahren, sollten wir am frühen Nachmittag dort sein.« Genau so machten wir es.

Aufgrund meiner Flugangst war ich an lange Zugfahrten gewöhnt. Und um ehrlich zu sein, gefiel es mir auch mit über fünfzig immer noch, im Liegewagen zu reisen oder stundenlang im Zug zu lesen, am Computer zu arbeiten oder auch nur einen Tee zu schlürfen und Chips zu essen. Um acht Uhr früh kam ich nach einer relativ bequemen Nacht in Catania an – ich war nicht gerade top ausgeschlafen, aber doch bereit, diesen sicher nicht einfachen Tag in Angriff zu nehmen. Als ich aus dem Bahnhofsgebäude trat, begrüßte mich ein strahlender junger Mann: »Guten Morgen, kommen Sie, ich fahre Sie zum Krankenhaus.« Er hieß Angelo und spezialisierte sich in Catania gerade auf Rechtsmedizin. Nancy Barbera hatte ihn geschickt, eine der dortigen Dozentinnen, die ich kurzfristig über unsere Blitzaktion informiert hatte und die uns unbürokratisch ein paar Leute zur Verfügung stellte.

Nach etwa zwanzig Minuten erreichten wir das Vittorio-Emanuele-Krankenhaus und erkundigten uns nach dem Weg zum ehemaligen Gynäkologietrakt. Über einen schmalen Feldweg gelangten wir zum Eingang, wo uns schon gut dreißig Personen erwarteten. Der Staatsanwalt und der Präfekt von Catania kamen uns entgegen und begrüßten uns freundlich. Sie zeigten sich sehr hilfsbereit. Auch die städtische Gesundheitsbeauftragte hatte alles dafür getan, damit wir möglichst gut arbeiten konnten. Aber alle baten mich, schnell zu machen: »Wenn Sie sich vielleicht darauf beschränken könnten, die Säcke zu öffnen, DNA-Proben zu entnehmen und sie rasch wieder zu verschließen, wären wir in wenigen Stunden fertig und die erhitzten Gemüter würden sich beruhigen«, sagte einer der Beamten. Die allgemeine Aufregung hatte mit dem Gestank zu tun. Die dreizehn Leichen waren in dicht verschlossenen *body bags* verpackt, aber nun, da sie nicht mehr im Gefrierraum des Schiffes lagen, tauten sie allmählich auf, und in den Fluren der Abteilung, die zwar verlassen war, aber doch zu einem stark frequentierten Krankenhaus gehörte, breitete sich Verwesungsgeruch aus. Wie sollte ich all diesen Menschen in wenigen Worten klarmachen, dass es bei der ganzen Aktion gerade darum ging, die Leichen vollständig zu untersuchen, damit die Chancen, sie identifizieren zu können, möglichst groß waren? Wie konnte ich ihnen begreiflich machen, dass man im Fall einer Katastrophe aus wissenschaftlicher Sicht so vorgehen muss und dass wir beim Unglück von Lampedusa gesehen hatten, wie fundamental wichtig auch nicht genetische Informationen sind? Irgendwie gelang es mir trotz meiner Aufregung, all das in aller Kürze zu vermitteln. Aber als wir uns von den Behörden verabschiedeten, um die Arbeit aufzunehmen, lautete die Empfehlung dennoch: »Versuchen Sie bitte, bis heute Abend fertig zu sein.«

Ich betrat den langen Flur der ehemaligen Gynäkologie, deren Wände noch mit Postern von Geburtshilfekongressen tapeziert waren. Links und rechts gingen mehrere Sprechzimmer mit Liegen und Waschbecken ab. Wie der Kommissar angekündigt hatte, handelte es sich um die einzige Lösung, die man in der Eile gefunden hatte, auch wenn sie alles andere als ideal war. Mitarbeiter der Leichenhalle und von Bestattungsunternehmen hatten bereits dreizehn Särge bereitgestellt und warteten auf Anweisungen. Es war auch kriminaltechnisches Personal anwesend. Ich sah die gestapelten Leichensäcke vor mir: Es war 11 Uhr und wir waren zu zweit, Angelo und ich. Die anderen, die nachts mit dem Auto losgefahren waren, würden erst gegen 13 Uhr eintreffen. Aber wir konnten nicht auf sie warten, und so entschied ich, zusammen mit Angelo schon anzufangen.

Die Mitarbeiter der Leichenhalle schleppten die ersten drei Säcke in das größte der Sprechzimmer. Wir merkten sofort, dass die Liegen zu schmal für die Körper waren, was unsere Arbeit erschweren würde. »Wir arbeiten am Boden, das ist zwar ein bisschen unbequem, dafür haben wir mehr Spielraum«, sagte ich. Angelo hatte nichts dagegen einzuwenden. So öffneten wir den Reißverschluss des ersten Sacks.

Die Leichen waren nicht der Reihe nach geordnet: Die erste trug die Nummer PM 3900013. Der äußere Sack war schwarz, darauf stand mit weißem Filzstift die Nummer. Darin steckte ein zweiter Sack, diesmal aus weißem Plastik, an dem die Marine ein offizielles Plastikschild mit einem vorgedruckten rosa Aufkleber befestigt hatte. Darauf stand die bei Massenkatastrophen verwendete Interpol-Nummer. Rosa bedeutet *post mortem*, gelb *ante mortem.* Auf dem rosa Etikett standen die Buchstaben PM, die italienische Vorwahl 39 und danach eine fortlaufende Nummer in der Reihenfolge der Bergung der Leichen – alles absolut einwandfrei. Nachdem wir auch diesen zweiten Sack geöffnet hatten, lag eine gut konservierte, bekleidete Person in Fötusstellung vor uns. Um die äußere Untersuchung in anatomischer Position vornehmen zu können, drehten wir den Körper als Erstes auf den Rücken und richteten die Gliedmaßen gerade. Da die Leiche noch nicht ganz aufgetaut war, erforderte das viel Kraft. Erst als die Leiche ausgestreckt vor uns lag, nahm ich wahr, dass an den meisten Stellen noch

Haut, Fett und Muskeln vorhanden waren, dass aber vom Gesicht, dem einen Bein und beiden Händen nur noch das Skelett übrig war. Aus den Bündchen der Jacke ragten schneeweiße Mittelhandknochen und Fingerglieder, blank gespült vom Salzwasser. Das Gesicht ließ sich noch erahnen, aber die Meeresfauna hatte auch in dieser Wassertiefe sämtliche nicht von Kleidung bedeckten Stellen angegriffen. Als die Leiche des jungen Mannes bereitlag, wechselte Angelo die Handschuhe, um mitzuschreiben. Ich diktierte: »Leiche einer männlichen Person, Länge ca. 180 Zentimeter, Körperbau schlank, gut erhalten mit Ausnahme der Fingerspitzen und des Gesichts ...« So ging es etwa zehn Minuten weiter. Er trug eine schwarze Daunenjacke, ein schwarzes Sweatshirt mit der Aufschrift »Itaoil«, ein ebenfalls schwarzes T-Shirt, Jeans, blaue Boxer, weiße Socken und weiße Turnschuhe. Da die Kleider noch hart gefroren waren, musste Angelo mir beim Ausziehen helfen. Kriminaltechniker kümmerten sich darum, Fotos zu machen, die ihnen oder uns künftig dienlich sein konnten. Der Körper war so steif von der Kälte und der Muskelmasse dieses etwa zwanzigjährigen jungen Mannes, dass wir die Jacke und den Pullover vorne aufschneiden mussten. Als ich das T-Shirt ausbreitete, um es wie gewohnt nach einer Aufschrift oder einem besonderen Markennamen abzusuchen, fiel mir auf, dass ungefähr auf Nabelhöhe etwas ins T-Shirt eingenäht war. Ich sah genauer hin. Mit einer Schnur hatte die Person ein Stück Stoff so abgebunden, dass ein etwa daumengroßer Beutel entstanden war. Der Inhalt fühlte sich an wie Sand. Da ich darauf trainiert war, immer nach Beweisen für Straftaten Ausschau zu halten, dachte ich sofort an Drogen, zumal ich kurz zuvor in Mailand bei einer gerichtlichen Obduktion in den Taschen eines jungen Italieners kleine Bündelchen aus dunklem Zellophan gefunden hatte, die, wie sich herausstellte, Kokainkugeln enthielten. Gleichzeitig hoffte ich, dass es keine Drogen waren – schon der bloße Gedanken daran irritierte mich. Mir war bewusst, dass unter all den Menschen, die hoffnungsvoll an Bord dieser alten Schiffe gehen, bestimmt das eine oder andere schwarze Schaf war, das ist in jeder Situation so. Aber es war derart mühselig, in dieser nicht immer wohlgesinnten Gesellschaft für die Respektierung der Rechte dieser Menschen zu kämpfen, dass es nicht gerade ideal wäre, gleich bei der ersten untersuchten Leiche Drogen zu finden. Ich wandte mich an einen Kriminaltechniker und fragte fast flüsternd: »Haben Sie das gesehen?«

Er schmunzelte über meinen Argwohn. Er war ja viel erfahrener im Umgang mit Migranten als ich, er muss in den letzten Jahren an den Häfen unzählige lebende und tote Menschen gefilzt und untersucht haben. Seine Erklärung verschlug mir die Sprache: »Das sieht man bei Eritreerinnen und Eritreern häufig, aber nicht nur bei ihnen ... In diesen Beuteln steckt Erde aus der Heimat.« Dieser einfache Brauch rührte mich – eine materielle Erinnerung an einen geliebten Ort mitzunehmen, wenn man auf eine weite Reise geht. Wenn ich als Kind und Teenager nach dem im italienischen Monferrato verbrachten Sommer nach Kanada zurückkehrte, wo ich lebte, hatte ich das selbst auch unzählige Male gemacht: Mal nahm ich auf einem Hügel eine Blume, mal aus dem Garten unseres Hauses einen Pappelzweig. Das Andenken war gleichermaßen Erinnerung und Glücksbringer, der mich bald an diesen Ort zurückführen sollte. Ich konnte mir vorstellen, dass dieser junge Mann die Erde mit ähnlichen Gefühlen in einen Zipfel seines T-Shirts eingebunden hatte. Im Nachhinein schämte ich mich dafür, dass ich sofort an Drogen gedacht und dass mich die Wahrheit so überrascht hatte. Obwohl ich immer von Gleichheit redete, war es mir selbst auch noch nicht gelungen, die Distanz zwischen »uns« und »ihnen« ganz aufzuheben. Dieses Bündelchen Erde leistete einen großen Beitrag dazu.

Wir brauchten zwei Stunden für die äußere Untersuchung der ersten Leiche. Die Obduktion stand noch aus, und danach mussten wir uns die zwölf anderen Toten vornehmen, und all das »bis heute Abend«, wie uns die Behörden gebeten hatten. Deswegen war ich erleichtert, als ein Mitarbeiter der Leichenhalle Bescheid gab, dass Danilo und die anderen angekommen waren, mitsamt der Ausrüstung. Auch die Ankunft der Leiterin der Kriminaltechnik von Catania, Giusy Neri, hob unsere Laune, eine wunderbare, hilfsbereite Person, die uns ihr ganzes

Team vorstellte und in deren Gesellschaft wir uns sofort wohlfühlten.

Wir arbeiteten fast ohne Pausen den ganzen Tag und die ganze Nacht bis vier Uhr morgens durch. Wegen des Gestanks hatte man die Türen zur Abteilung buchstäblich versiegelt. Zusammen mit der mobilen Polizei und den Kriminaltechnikern untersuchten wir sorgfältig jedes Detail an und in diesen dreizehn Leichen. Wir hatten uns in drei Teams aufgeteilt und arbeiteten teils auf Tischen, teils am Boden. Einer untersuchte die Kleider, ein anderer den Körper, ein Dritter entnahm Proben, jemand schrieb mit und übertrug die Notizen danach in den Computer. Ein Bild aus den letzten Stunden in diesem Krankenhaus hat sich mir eingeprägt: Annibale und Danilo kauern über einer Leiche und entnehmen mithilfe einer Kreissäge gerade die letzten Proben, der Boden ist mit einem Gemisch aus Sägemehl und Verwesungsflüssigkeiten bedeckt; die Kriminaltechniker schreiben Rapporte; Mazza verschließt und kontrolliert gerade Proben, die sie und ihre Kollegin Anna nach Mailand mitnehmen werden; und Magli, die dritte Anthropologin, steht, eine Kamera am Hals, in einer Ecke und streckt die Hand in die Höhe, weil der Finger schmerzt, den sie sich ein paar Stunden zuvor beim Öffnen eines Leichensacks verletzt hat. Alle müde, aber zufrieden. Wir schafften es: In weniger als 24 Stunden erledigten wir trotz der nicht idealen Bedingungen die ganze Arbeit. Die ersten dreizehn dieser tausend Opfer waren so untersucht worden, dass sie, wenn später jemand geeignetes Material welcher Art auch immer zur Verfügung stellen würde, identifiziert werden könnten.

Wir schliefen ein paar Stunden in einem Bed&Breakfast in Catania, einer wunderschönen Stadt, die ich aber erst in den darauffolgenden Monaten näher kennenlernen würde. Am späten Vormittag des nächsten Tages ging ich zu Nancy Barbera ins Institut, um sie persönlich zu treffen, und schrieb dort auch einen kurzen Bericht für die Behörden, während Danilo mit den Nachwuchskräften, den Anthropologinnen und Annibale ans Meer fuhr. Er schickte mir ein Foto der Gruppe vom Strand, alle lächelnd, Arm in Arm: »Alle zufrieden, tolle Gruppe.« Er dachte dabei vor allem an die jungen Leute in unserem Team und an Annibale, die eine Nacht im Auto verbracht und danach viele Stunden am Stück für diese dreizehn toten jungen Menschen gearbeitet hatten.

Aber das alles war erst der Anfang unserer langen Arbeit im Zusammenhang mit dem »Barcone«. In den Monaten, die folgen sollten, würden viele Einrichtungen und Fachleute konzentriert, angestrengt und so uneigennützig wie unermüdlich zusammenarbeiten. Inzwischen hatte die Kriegsmarine insgesamt 46 Leichen geborgen. Wir konnten die Untersuchungen jedoch nicht mehr im Krankenhaus vornehmen, es war zu störend für den Betrieb und für uns zu unbequem. Deshalb baten wir, eine andere Lösung, einen Ort weitab der bewohnten Gebiete zu finden, allenfalls auch nur mit minimaler Ausstattung, Sanitätsbahren und Kühlgeräten. Wir brauchten nicht viel, einfach Räumlichkeiten, in denen wir ungestört arbeiten konnten. Nie wäre ich auf die Idee gekommen, welche Lösung uns die Kriegsmarine schließlich anbieten würde.

6 Melilli
Ein Leichenhaus am Meer

Meine Kontakte mit dem Verteidigungsministerium hatten sich bisher auf gelegentliche Gerichtsfälle beschränkt; meist hatte ich dann mit Ermittlungseinheiten vor allem der Polizei von Parma oder je nach Fall manchmal Rom oder Messina zu tun gehabt. Auch bei der Suche nach der Leiche einer vermissten Person war ich manchmal mit dem Militär in Kontakt gewesen. Solche Kooperationen kamen nur sporadisch vor, waren aber wegen der professionellen, höflichen Art und des Respekts gegenüber den betroffenen Menschen immer sehr angenehm. Mein erstes Treffen mit der Kriegsmarine fand in Melilli statt, einer kleinen Gemeinde an der sizilianischen Küste, zwischen Catania und Siracusa, bei Augusta. Mitten in diesem von Petrochemie geprägten Gebiet befindet sich, in der Nähe des NATO-Piers, eine italienische Militärbasis.

Nach einer Reihe von Sitzungen hatte die Führungsriege sich dafür entschieden, in dieser Basis eine provisorische Leichenhalle für die Opfer des Schiffsunglücks vom 18. April zu errichten, eine Art Leichenhaus am Meer. Der Kommissar legte uns am Telefon haarklein die Eigenschaften dieses Standorts dar, den wir sofort für geeignet befanden: große Räume fernab besiedelter Gebiete, Schlafsäle, in denen wir übernachten konnten, und eine Kantine, die, wie wir später entdeckten, jeden Tag schmackhafte Speisen auf den Tisch zauberte. Was wollte man mehr?

Die »Tremiti« suchte den Meeresgrund rund um das Wrack inzwischen weiter nach Leichen ab, barg sie und sammelte sie in den Gefrierräumen an Bord. Sobald diese voll wären oder das Schiff aus anderen Gründen in einen Hafen zurückkehren würde, wollte man die Toten nach Melilli transportieren, wo wir die Obduktionen vornehmen würden, damit sie anschließend bestattet werden konnten. So würden wir so lange vorgehen, bis keine Leichen mehr da wären. Der Einsatz erhielt bald den Übernamen »Melilli« und sollte im August stattfinden, wenige Wochen nach der Aktion in Catania.

An einem Samstagvormittag rief mich ein Admiral an, dessen Stimme mir mit der Zeit sehr vertraut wurde: »Wir haben etwa vierzig Leichen beisammen, wann können Sie kommen?« Die Leiter der Institute für Rechtsmedizin der Universitäten von Catania, Messina und Palermo, für die Ermittlungen im Zusammenhang mit toten Migranten gewiss nichts Neues waren, waren von mir bereits vorgewarnt worden. Unsere sizilianischen Kolleginnen und Kollegen wollten uns der Reihe nach unterstützen. In der Folge erwiesen sie sich nicht nur als großartige Mitarbeiter, sondern auch als wunderbare Menschen.

»Wie organisieren wir uns?«, fragte ich meinerseits Pas und Porta. Da wir noch nicht wussten, wie sich die Sache genau entwickeln würde, hielten wir es für das Beste, dieses erste Mal mit einem Lieferwagen hinzufahren: So konnten wir Personen, Material, Werkzeug und Instrumente für die Obduktionen transportieren und uns vor Ort unabhängig bewegen. Ich beschloss, dass die »Truppe« nicht in der mir noch unbekannten Militärbasis, sondern in Catania übernachten würde – nach einem Arbeitstag inmitten von Toten war es sicher sinnvoll, abends wegzukommen und etwas Stadtluft zu atmen. Unsere Kollegen in Catania verhalfen uns zu günstigen Zimmern in einem zentral gelegenen Studentenwohnheim. Wir trafen noch einige letzte Absprachen mit verschiedenen Kommandanten der sizilianischen Marine, die sich schon in ihren E-Mails und am Telefon sehr hilfsbereit zeigten, und fuhren am Montag frühmorgens los. Die Gruppe bestand aus mir, Porta, den drei Anthropologinnen, den Nachwuchskräften Vera und Albert, und natürlich durfte auch Annibale nicht fehlen. Wir waren gut gelaunt, man hätte es für einen normalen Ausflug halten können, wenn wir nicht zwei Kreissägen, unzählige »Falcon« und »Eppendorf« (kleine und große Plastikflaschen), Messer, Skalpelle und große, auslaufsichere Behälter für die Aufbewahrung der Proben dabeigehabt hätten.

Unterwegs machten wir zweimal Rast, einmal in der Nähe von Rom und einmal kurz nach Neapel. Von der

Fähre aus riefen wir unsere sizilianischen Kollegen an, um zu bestätigen, dass wir bald da waren und am nächsten Tag nach Melilli kommen würden. Gegen acht Uhr abends erreichten wir Catania. Porta parkte den Lieferwagen unter Gefluche in einer Parallelstraße der Via Etnea, nachdem wir lange in den engen Gassen des Zentrums herumgeirrt und endlich unsere Unterkunft gefunden hatten. Der Verantwortliche des Wohnheims empfing uns freundlich, und wir bezogen unsere zweckmäßigen, aber gemütlich eingerichteten Zimmer. Eine Viertelstunde später zogen wir hungrig wieder los, genossen die kühle Abendbrise nach dem heißen Tag und bewunderten die Schönheit der Stadt. Mir fiel mein Vater ein, der immer so von Catania geschwärmt hatte: Es stimmte, die Stadt verströmte immer noch *Gattopardo*-Luft, die herrschaftlichen Häuser rochen nach altem, verarmtem, aber noch stolzem Adel, wie ihn Tomasi di Lampedusa in seinem berühmten Roman dargestellt hat. Zwischen der Piazza del Duomo und dem Elefantenbrunnen fanden wir ein passendes Restaurant. Wir waren schweigsamer als gewöhnlich, angespannt in Erwartung der Ereignisse des nächsten Tages.

Am Morgen tranken wir in einer nahe gelegenen Bar einen Kaffee und aßen überdimensionierte Brioches, um danach unter der Führung einheimischer Kollegen, die mit dem Auto zu uns gestoßen waren, den dichten Verkehr Catanias hinter uns zu lassen. Die Straße führte durch eine karge Landschaft, durchzogen von kleinen

Weilern, die mit der Landschaft verschmolzen, gefolgt von einer eher trostlosen Ebene mit Raffinerien. Nachdem wir uns bei einer Ausfahrt kurz verirrt hatten, erreichten wir schließlich die Straße zum Pier von Melilli. Ein paar letzte Kurven und schon standen wir vor dem Tor der Marinebasis. Ich stieg aus und meldete durch die Sprechanlage: »Von der Universität.« Wir wurden eingelassen und überreichten dem Wachmann unsere Papiere zur Kontrolle, woraufhin wir Passierscheine erhielten. Nachdem wir einen kleinen Abhang hinuntergefahren waren, bedeutete man uns mit Handzeichen, anzuhalten und den Motor auszuschalten. Wir waren genau zum Zeitpunkt des Fahnenappells eingetroffen und warteten etwas verlegen im Auto das Ende der Nationalhymne ab. Dann stiegen wir aus, um unsere Gastgeber kennenzulernen.

Wir befanden uns auf einem Platz vor einem dreistöckigen, hellen Neubau, dem Hauptgebäude, in dem die Büros, der Sitzungsraum, die Schlafsäle und die Kantine untergebracht waren. Ein groß gewachsener Herr in der klassischen weißen Sommeruniform der Marine kam mir entgegen: Admiral De Felice, der Kommandant von Marisicilia und damit der Basis, die uns beherbergen würde. Freundlich lächelnd streckte er mir die Hand entgegen und hieß uns willkommen. Er war in Begleitung mehrerer Personen, und so vergingen die nächsten fünf Minuten mit gegenseitigem Begrüßen und Händeschütteln.

Man bat uns in den Sitzungsraum an einen großen, ovalen Tisch. An jedem Platz lag eine Mappe mit Notizpapier bereit, auf der das Logo mit der Aufschrift »Marisicilia, Melilli« prangte. In der Mitte des Tisches standen Kekse und Getränke. Nach einer etwas förmlicheren Vorstellungsrunde wussten wir genauer, mit wem wir zusammenarbeiten würden. Von der Marine waren außer dem Admiral auch der Korvettenkapitän Davide Damante, der uns als Begleiter und Gefährte in jeder Hinsicht unterstützen würde, und der Leutnant Salvatore Ginnuso anwesend, der »Chef«, wie man ihn in der Basis nannte. Außerdem waren der Leiter der Gesundheitsbehörde und der Präfekt von Siracusa da, ebenso Vertreter der Staatsanwaltschaft, der Polizei, des Militärkorps des italienischen Roten Kreuzes und der Kriminaltechnik von Catania. Der Admiral stellte uns die Basis vor und erklärte, wie sie das Vorgehen geplant hatten: Bei jedem Einsatz sollten die Leichen vom Schiff »Tremiti« in einen Kühllastwagen des Militärkorps des Roten Kreuzes verschoben werden, das sich um die Aufbewahrung in Melilli kümmerte. Ein anderes Korps der Marine, die Brigata San Marco, hatte zwei Zelte, die gewöhnlich für klinisch-chirurgische Zwecke genutzt wurden, in gekühlte Räume für die rechtsmedizinischen Untersuchungen verwandelt. Die Gesundheitsbehörde von Siracusa hatte Obduktionstische beschafft und sich um die hygienischen und gesundheitlichen Belange gekümmert. Die Kriminaltechnik wollte uns bei der Untersuchung der

Leichen unterstützen, die mobile Polizei die Befunde und Tätigkeiten für die Staatsanwaltschaft von Catania protokollieren. Die Präfektur würde sich unter anderem um die Beisetzung der Toten kümmern, sobald die reihum beauftragten Bestattungsinstitute der Gegend sie eingesargt hätten. All diese sorgfältig geplanten Arbeitsschritte kreisten rund um die Tätigkeiten, die wir und unsere sizilianischen Kollegen ausüben würden, also die Untersuchung der Leichen. Daher erläuterte auch ich kurz den Inhalt unserer Arbeit. Nach ein paar unvermeidlichen, aber gleichwohl freundschaftlichen Diskussionen über organisatorische Details und die Verteilung der Särge führte man uns durch die Basis.

Zwischen dem Hauptgebäude und dem Meer gab es drei große, miteinander verbundene Außenbereiche: Der erste, direkt neben dem Gebäude gelegen, war Freizeitgelände – eine teils grasbewachsene Fläche mit Zugang zum Meer. Den zweiten Bereich erreichte man, wenn man vom Hauptgebäude aus auf einem Weg zu einem größeren Platz hinunterging, an dessen Rand zwei riesige Hangars standen. Im dritten Bereich, der direkt an das Ufer angrenzte, gab es zahlreiche kleine Plätze und Gebäude, darunter auch eine Bar für die dort stationierten amerikanischen Soldaten. Es war gleißend hell hier draußen, obwohl es erst elf Uhr vormittags war, und die Hitze verstärkte den beißenden Geruch der Raffinerien.

Als der Admiral uns in den Hangar führte, der in den kommenden Monaten unser Arbeitsplatz sein würde, erfasste mich ein Gefühl des Stolzes: Stolz über das, was Italien auch erreichen konnte. Die Halle war immens, größer als ein halbes Fußballfeld. Im Eingangsbereich hatte man eine Bürozone mit Tischen und Bänken eingerichtet, wo Mitarbeiter der mobilen Polizei und der Kriminalpolizei sitzen und aus einer gewissen Distanz die Tätigkeiten mitverfolgen und protokollieren würden. Nicht weit davon gab es zwei chemische Toiletten und ein Umkleidezelt für das rechtsmedizinische Personal und die Kriminaltechniker. Etwas weiter drüben stand der Kühllastwagen des Militärkorps des Roten Kreuzes. Dort, wo man den Lastraum aufmachen konnte, war der Boden mit Plastikplanen ausgelegt: Die Marine hatte an alles gedacht, auch daran, die Stelle zu schützen, die sonst am stärksten in Kontakt mit Verwesungsflüssigkeiten kommen würde. Sie hatten auch den Zugang zur »Totenzone« ausgeschildert – Wannen mit Desinfektionsmitteln, in denen wir beim Hinein- und Hinausgehen jedes Mal die Stiefel reinigen würden. Direkt daneben standen zwei Zelte in Tarnoptik, die man durch eine Öffnung an der Vorderseite betreten konnte. Darin betrug die Temperatur etwa 16 Grad, es war noch kühler als in unserer Leichenhalle. Die Zeltwände waren innen weiß, ein riesiges Rohr an der Decke führte zu einer Klimaanlage. In den Zelten gab es nur je zwei Metalltische für die Obduktionen und in einer Ecke ein Waschbecken, dessen Abfluss zu einer großen Zisterne außerhalb des Hangars führte. Zudem stand eine Reihe von Särgen bereit.

An verschiedenen internationalen Tagungen und auch bei befreundeten Kollegen hatte ich schon Fotos und Videos von improvisierten Leichenhallen gesehen, die Regierungsstellen nach einer Naturkatastrophe oder einem Verbrechen abseits des Rampenlichts eingerichtet hatten. Keine war mit dieser hier vergleichbar. Nicht nur mir fiel das auf; mit der Zeit sollten sogar aus dem Ausland Rechtsmedizinerinnen und Rechtsmediziner anreisen, um diese von der Kriegsmarine und ihren Partnern improvisierte außergewöhnliche Einrichtung zu besichtigen. Endlich behandelte man diese Menschen mit Würde, wenn auch erst in ihrem Tod.

Wir machten uns sofort an die Arbeit. Bevor wir uns die ersten Leichen vornahmen, richteten wir die beiden Obduktionssäle fertig ein. Aus den Koffern nahmen wir Klingen, Scheren und Skalpelle, Einwegkittel, Handschuhe, Überschuhe, Schutzmasken, Tüten und unterschiedliche Behälter für die Proben, die wir auf einem kleinen Wagen im Zelt bereitstellten. Wir befestigten eine Liste der zu entnehmenden Proben an den Wänden sowie Tabellen, in denen für jeden einzelnen Knochen aufgeführt war, was gemessen werden musste und in welchem Lebensalter sich gewisse Elemente ausbildeten. Dies erwies sich später als sehr hilfreich für eine rasche Alterseinschätzung auf dem Seziertisch, insbesondere bei Jugendlichen und Kindern. Auf einen Tisch vor dem Zelt legten wir einen Stapel PM-Formulare. Wir hatten uns für eine angepasste und vereinfachte Variante der

Interpol-Formulare entschieden. Im ersten Teil trug man die Nummer der Leiche, das Datum und den Namen der untersuchenden Person ein, im zweiten war Platz für die Beschreibung der Kleidung und der persönlichen Gegenstände, für Ergebnisse der äußeren Untersuchung, Geschlecht, Alter, Ethnie sowie für Details der Untersuchung der inneren Organe. Es gab auch ein einfaches Zahnschema zur Erfassung von Auffälligkeiten und zahnärztlichen Eingriffen. Neben den PM-Formularen lag eine Schale voller Bündel von rosa PM-Etiketten. Jedes Bündel enthielt fünf Etiketten mit derselben Nummer: Nicht nur die Formulare würden wir damit kennzeichnen, sondern auch die verschiedenen Behälter mit Fundstücken, die zu einer bestimmten Person gehörten. Angesichts des Zustands der Leichen würden die Proben vor allem aus Gewebeteilen, Zähnen, Knochen und persönlichen Gegenständen bestehen. Die zusammengetragenen Dinge wollten wir später nach Mailand mitnehmen, um dort jedes Stück einzeln zu untersuchen. Dank der Nummer waren sämtliche Proben und Gegenstände eindeutig einer Leiche zugeordnet. Und nicht nur das: Auch der Sarg würde mit derselben Nummer versehen werden, ebenso das Grab auf einem der sizilianischen Friedhöfe, die bis heute tote Migrantinnen und Migranten aufnehmen. Alle gesammelten Informationen, die Toten selbst und deren letzte Ruhestätte würden also über eine gemeinsame Nummer verbunden sein.

Um die geplanten Abläufe auch mir selbst einzuprägen, wiederholte ich Mazza gegenüber mehrmals, wie wir mit jeder Leiche verfahren mussten: »Wir nehmen die Säcke frühzeitig aus dem Lastwagen, damit die Körper ganz aufgetaut sind. In jedem Zelt arbeiten zwei Gruppen, jede an einem Tisch. Jede Gruppe besteht aus mindestens drei Personen: Eine seziert, eine macht Notizen, eine kümmert sich um die Entnahme der Proben und um die Fotos, auch wenn Letzteres primär Aufgabe der Kriminaltechniker sein wird. Danach legen wir die Leiche zurück in den Sack und diesen in den Sarg.« Sie nickte und fügte hinzu: »Lass uns einfach mal anfangen, dann sehen wir, ob wir den Kurs korrigieren müssen.« Wir würden den Kurs mehrmals korrigieren müssen.

In der Zwischenzeit hatte die Kriminaltechnik direkt vor den Zelten zwei Tische aufgestellt, auf denen sie die wichtigsten Fundstücke, etwa Papiere und aussagekräftige persönliche Gegenstände, auslegen und fotografieren konnten. Die mobile Polizei wiederum hatte sich im Eingang des Hangars eingerichtet, etwas weiter weg vom Gestank, der allerdings auch dort noch wahrnehmbar war. Sie würde aus den wichtigsten Elementen des Formulars das Protokoll verfassen.

Wir zogen unsere Kittel oder Schutzanzüge an und öffneten die Hecktür: Eine uns nur zu gut bekannte Welle übel riechender, eiskalter Luft schlug uns entgegen. Der Gefrierraum enthielt vierzig übereinandergestapelte Säcke. Über eine mobile Treppe stiegen Annibale und Alberto hinein, zogen vier Säcke hervor und ließen sie vorsichtig auf die vier bereitgestellten Seziertische gleiten. Jeder Tisch erhielt den Namen der Gruppe, die daran arbeitete: In einem Zelt wirkten die Gruppen »Milano« und »Messina«, im anderen »Catania« und »Palermo«.

Der Zustand der Leichen war vergleichbar mit jenen in Catania: Man hatte sie etwa vier Monate nach dem Schiffsunglück geborgen, und dank der Kälte und der Wassertiefe war das Gewebe größtenteils erhalten geblieben. Während wir erste Blicke in die Säcke warfen, bemerkte ich, dass Personal der Bestattungsinstitute in der Nähe stand. Insbesondere fiel mir ein etwa sechzigjähriger Herr mit einer hellen Brille auf. Er wirkte sehr interessiert an unserer Arbeit. Er sei hier, erklärte er, um die Leichen einzusargen, die Särge zu versiegeln und auf einen von den Behörden bestimmten Friedhof zu transportieren. Während er redete, fiel mir auf, dass ich ihn problemlos hören konnte: Der durch den Hangar hallende Hintergrundlärm von den Dutzenden von Personen, die uns anfangs begleitet hatten, war verstummt. Ich blickte mich um und sah, dass fast niemand mehr da war. »Wo sind alle anderen?«, fragte ich. »Si scantarunu«, antwortete er schmunzelnd, die Ellbogen auf den Zaun gestützt, der die »Totenzone« von der »sauberen« trennte. Da mir wohl anzusehen war, dass ich kein Wort Sizilianisch verstand, wiederholte er auf Italienisch: »Sie sind erschrocken.«

Da die Vorbereitungsarbeiten Zeit in Anspruch genommen hatten, schafften wir an diesem ersten Tag nur sechs der vierzig Obduktionen. Am nächsten Morgen trafen wir schon um zwanzig vor acht, noch vor dem Fahnenappell, in der Basis ein und gönnten uns erst einmal einen zweiten Kaffee. Da sah ich zum ersten Mal Orso.

In der Basis lebten drei oder vier Hunde, die im Prinzip herrenlos, faktisch aber von den Angehörigen der Streitkräfte adoptiert waren. In der Hitze des Tages verschwanden sie irgendwo in einem Unterschlupf, frühmorgens und abends hingegen postierten sie sich vor dem Hauptgebäude, teils etwas scheuer, teils begierig nach einer Streicheleinheit oder einem Leckerbissen, auch wenn die beiden zu Näpfen umfunktionierten Töpfe auf der Rückseite des Gebäudes davon zeugten, dass sie sich diesbezüglich keine Sorgen machen mussten. Boss all dieser Hunde war Orso: ein etwa zehn Kilogramm schwerer Mischling, klein, aber kräftig, mit einem kurzhaarigen, braunen, etwas rauen Fell. Man merkte dem Herrscher dieser Bande von Vierbeinern sofort an, dass er intelligent war. Ich kauerte mich nieder, um ihn zu streicheln, er kam sofort zu mir, ließ sich hinter den Ohren kraulen und drehte mir dann den Rücken zu, um auch dort gekrault zu werden. In diesem Moment schallte aus der Lautsprecheranlage der Basis eine männliche Stimme und kündigte den Fahnenappell an, darauf folgten, vom typischen Knistern alter Vinylplatten begleitet, Trompetenklänge zur Einleitung der Hymne von Mameli.

Schon während der ersten Takte drehte Orso sich um und trottete in die Mitte des Platzes, streckte die Schnauze in die Höhe und begann, von seinen beiden Gefährten begleitet, zu jaulen. Ich weiß nicht, was ich rührender fand – die Nationalhymne, bei der ich immer einen Kloß im Hals spüre, oder Orso und seine Bande, die sich an der Musik beteiligten, als wollten sie auf ihre Weise an diesem emotionalen Moment teilhaben.

Wir fühlten uns auf der Militärbasis sofort wie zu Hause, und während der ganzen einundsiebzig Tage waren Damante und Ginnuso für uns wie zwei Schutzengel. »Alles in Ordnung? Geben Sie uns Bescheid, wenn Sie etwas brauchen ... Möchtet ihr einen Kaffee? Wir haben gerade welchen gemacht.« Wenn ich in den ersten Tagen den Blick hob, waren sie immer gerade damit beschäftigt, irgendeinen Tisch gerade zu rücken, zu überprüfen, ob die Wasserhähne gut funktionierten, ob genug zu trinken da war. In den Pausen lauschte ich voller Bewunderung ihren Berichten über den tagtäglichen Einsatz der Kriegsmarine. Manche setzten ihr eigenes Leben aufs Spiel, um nach einem Schiffbruch oder im Rahmen einer »normalen« Rettungsaktion Mütter und Kinder in letzter Sekunde aus dem Meer zu retten. Manchmal glückte es ihnen, manchmal nicht. Die Bitterkeit, mit der einer erzählte, wie ihm einmal eine Hand entglitt, werde ich nie vergessen.

Beim Umziehen im Hangar begegneten wir Kolleginnen und Kollegen aus Catania, Palermo und Messina. Ich sah auch Salvo wieder, einen Mitarbeiter der mobilen Polizei, mit dem ich in Catania ein paar kleine Auseinandersetzungen bezüglich der Abläufe gehabt hatte, der sich in den einundsiebzig Tagen in Melilli aber als einer der wertvollsten Verbündeten erweisen würde. Anna rauchte ihre erste Morgenzigarette zu Ende und ging anschließend zwischen den Särgen und dem Kühllastwagen herum, um sicherzustellen, dass jedes Team Speicherkarten für die Kameras und die richtigen Formulare hatte. Sie würde am Schluss auch überprüfen, ob das Material vollständig war. Ich hörte sie mit ihrer etwas heiseren Stimme sagen: »Alles in Ordnung, bislang kein Problem.« Wenn sie das sagte, war das für mich immer sehr beruhigend. Weiter drüben schärfte Annibale sorgfältig die Messer nach, während Vera, die sich bereits den Kittel übergezogen hatte, ungeduldig stampfte wie ein Rennpferd in der Box: Sie sprühte vor Tatendrang. Als jedes Team seinen Toten auf dem Tisch hatte, legten wir erneut los.

Schon bei der Untersuchung der Kleidung der ersten Person an diesem Tag beging ich einen großen Fehler und wurde mir klar, dass wir den Prozess anpassen und zusätzliche Dinge berücksichtigen mussten. Wie in Catania waren die Körper noch recht gut erhalten, und wegen der Leichenstarre war es schwierig, sie auszuziehen. Die Hände waren in diesem Fall relativ gut erhalten geblieben und man sah eine Art »Handschuh«, wie er entsteht, wenn sich die Epidermis im Verlauf der Zersetzung von den darunterliegenden Hautschichten ablöst. Ich entfernte den »Handschuh« und sah, dass auf Höhe der Fingerkuppen noch die Minuzien erkennbar waren, also jene feinen Zeichnungen, die Fachleute zur Identifizierung nutzen. Wir froren das Hautstück sofort wieder ein, damit man später versuchen konnte, wenigstens in diesem Fall die Fingerabdrücke abzunehmen. Mit von den Verwesungsflüssigkeiten rutschig gewordenen Handschuhen packte ich eine große Schere, um die Fleecejacke des jungen Mannes von unten her parallel zum Reißverschluss aufzuschneiden. Doch kaum hatte ich angesetzt, fühlte ich, dass ich etwas durchschnitten hatte, das härter war als die doppelte Stoffschicht des Saums: Vier zusammengerollte 50-Euro-Scheine, die ich präzise halbiert hatte, ragten hervor. Ich ärgerte mich über mich selbst, weil ich ja schon davon gehört hatte, dass Dinge in Kleider eingenäht werden, folglich mit so etwas hätte rechnen müssen. »Immerhin habe ich keinen Ausweis zerstört«, sagte ich, an meine Kolleginnen und Kollegen im Zelt gewandt. »Leute, kontrolliert die Nähte. Tastet sie vor dem Schneiden immer ab oder noch besser, trennt sie auf ... Begeht nicht den gleichen Fehler wie ich.« Ich sah Porta an, der mit gespielter Missbilligung schmunzelnd den Kopf schüttelte.

Von den darauffolgenden Tagen ist mir vor allem aufgeregtes, aber effizientes Kommen und Gehen von Leuten in Erinnerung geblieben, Rechtsmedizinerinnen und

Rechtsmediziner, Nachwuchskräfte und Kriminaltechniker, dazwischen kurze Pausen, in die immer jemand etwas mitbrachte: sizilianische Brioches, Arancini, und manchmal ließ der Admiral uns sogar eine Granita schicken. Vor allem aber gab es Tote, Tote und noch einmal Tote, Menschen, deren Kleider und Tascheninhalte den unseren so erschreckend ähnelten. Um die Kleidungsstücke vor dem Fotografieren etwas zu säubern, spülten wir sie mit Wasser, erst danach breiteten wir sie auf dem Boden oder auf den Tischen aus, je nachdem, wo es gerade Platz gab. T-Shirts und kurze Hosen mit dem Logo von Juventus oder Real Madrid, Geldbörsen, Handys, SIM-Karten, Zettel, Schriftstücke, Fotos, Zeichnungen, Tagebücher, Lektüren, Zahnbürsten, Kopfhörer, Spiderman-T-Shirts, Armbanduhren, alle möglichen Ausweise, Süßigkeiten, aufgeweichte Brötchen. Es hätte auch das Gepäck junger Italienerinnen und Italiener sein können.

Eine Leiche erschütterte uns an diesem Tag besonders. Sie wog weniger als die anderen. Als wir den Sack öffneten, sahen wir, dass von den Gliedern praktisch nur noch die Knochen übrig waren. Der junge Mann trug eine Daunenjacke, eine ärmellose Weste, ein Hemd und Jeans. Anna, Vera und Albert starrten auf das Handgelenk. »Die Wachstumsfuge ist noch nicht geschlossen ...«, sagte Albert, und Anna, die eigentlich am anderen Tisch beschäftigt war, fügte hinzu: »Seht euch mal den Beckenkamm an.« Man sah sofort, dass es sich um die Leiche eines Jugendlichen handelte. Bei manchen Knochen verschmelzen kleine Teilstücke erst während des Wachstums, und so lässt sich aus der Größe und dem Verwachsungsgrad der Knochen das Alter ableiten. In diesem Fall war die Speiche, die sich mit dem Handgelenk verbindet, noch ganz vom Rest des Knochens getrennt: »Jünger als achtzehn«, sagte Vera. Anna hatte auf das Becken hingewiesen, weil man dort sehen konnte, ob der Mann noch jünger war. Albert klappte die zerrissene Jeans auf und besah den Beckenkamm, die Kante an den Hüften: Auch diese Stelle war noch nicht verwachsen. Nach einem Blick auf die Tabellen an der Zeltwand sagte er: »Damit sind wir schon bei sechzehn Jahren.« Daraufhin untersuchte Vera, die von der kalten Luft in den Zelten einen steifen Hals bekommen hatte, auch das Gebiss: Mühelos konnte sie den zweiten und dritten Backenzahn aus dem ebenfalls bereits nackten Kiefer ziehen. »Die Wurzelbildung hat erst gerade angefangen«, sagte sie und zeigte mir den dritten Backenzahn. Nun waren wir bei vierzehn Jahren – der junge Mann war bisher unser jüngster. Als wir ihn auszogen, ertastete ich in der Jacke etwas Hartes, Rechteckiges. Wir schnitten es von innen heraus, darauf bedacht, es nicht zu beschädigen. Es war ein mehrfach gefaltetes Dokument. Ich öffnete es vorsichtig. »Bulletin scolaire« stand dort und darunter, in etwas verblassten Buchstaben, »mathématiques, sciences physiques«. »Ein Schulzeugnis«, sagte jemand von uns laut. Alle traten näher, ein paar Sekunden lang herrschte Schweigen, und man hörte nur noch die Rechtsmediziner im Nebenzelt, die einander etwas diktierten. Bestimmt dachten in diesem Moment alle das Gleiche: Welche Erwartungen hatte dieser Jugendliche aus Mali, als er dieses für seine Zukunft so wertvolle, nun völlig verwaschene Dokument so sorgfältig versteckte? Wahrscheinlich war er voller Hoffnung, dass seine schulischen Erfolge ihm die Tür zu einer italienischen oder europäischen Schule öffnen würden.

Nach drei Tagen waren wir mit der Untersuchung der vierzig Leichen fertig. Die mobile Polizei händigte uns Kopien aller Schriftstücke aus und erstellte ein Übernahmeprotokoll für die Proben, die wir entnommen hatten und nach Mailand mitnehmen wollten. Wir verstauten alle Fundstücke in versiegelten Kisten und luden sie zusammen mit den vierzig PM-Formularen in den Lieferwagen. Dann überprüfte ich weitere zwei Male die Nummern auf den vierzig Särgen. Als wir in Mailand im Institut ankamen, trugen wir alles in die Kühlkammern der Leichenhalle. In wenigen Wochen würden wir anfangen, jedes Fundstück zu reinigen und zu untersuchen und die Daten in das Archiv einzupflegen.

Auf Melilli 1 folgten in den Monaten August bis September 2015 Melilli 2, 3 und 4. Insgesamt nahmen wir 169 Obduktionen vor, so viele Leichen konnte die »Tremiti« bergen. Im März rief mich der Admiral an: »Wir bereiten die Hebung vor.« Er redete vom »Barcone« mit seiner Fracht von geschätzt achthundert Toten.

7 Der »Barcone«
Was diese Toten erzählen

In den darauffolgenden zwei Monaten gab es mehrere Fehlalarme. Die Regierung hatte ein gewaltiges Prozedere in Gang gesetzt, um den »Barcone« zu heben, ähnlich wie ich es schon 1997 erlebt hatte, als wir unsere Kollegen aus Bari bei der Identifizierung der Opfer der »Katër i Radës« unterstützten. Das albanische Motorboot mit rund hundertzwanzig Flüchtlingen an Bord war am Karfreitag nach der Kollision mit einem italienischen Kriegsschiff vor der apulischen Küste gesunken und musste aus achthundert Meter Tiefe geborgen werden.

Der Admiral hielt uns ständig auf dem Laufenden. In den vergangenen Monaten war es stets er gewesen, der uns aufgeboten hatte, wenn es wieder an der Zeit war, für eine Reihe von Obduktionen nach Melilli zu reisen. Die Hebung war eine komplizierte Angelegenheit, es galt, ein hundertvierzig Tonnen schweres Schiff an die Oberfläche zu holen. In den letzten Monaten hatte uns der Admiral fast jede Woche über den aktuellen Stand informiert, und seine klare Stimme mit dem leichten römischen Akzent war mir inzwischen sehr vertraut. Die technischen Aspekte der Hebung durchschaue ich bis heute nicht ganz, ich habe keine Ahnung von Ingenieurwesen, aber ich verstand in etwa Folgendes: Man hatte einen ziemlich komplexen Heberahmen konstruiert, der den »Barcone« in vierhundert Meter Tiefe umfassen und an die Oberfläche ziehen sollte. Danach sollte das Wrack vom Schlepp- und Versorgungsschiff »Ievoli Ivory« nach Melilli transportiert werden. Die Operation würde auch von Tauchern der Marine und Leuten der Feuerwehr an Bord der »San Giorgio« unterstützt werden. Ihre Aufgabe war es auch, erste Einschätzungen vorzunehmen und abzuklären, wie wir am besten vorgehen würden, sobald der »Barcone« in der Basis angelangt war.

Ein weiterer Punkt, über den man sich viele Gedanken machte, waren Gesundheit und Hygiene. Noch nie hatte man ein Schiff mit möglicherweise tausend verwesenden Leichen an Bord vom Meeresgrund gehoben. Uns Rechtsmedizinerinnen und Rechtsmedizinern war klar, dass das biologische Risiko äußerst gering war, und auch das Gesundheitsministerium teilte diese Auffassung. Dennoch beschloss man, sich bei der Arbeit im Innern des »Barcone« für alle Fälle an die Sicherheitsvorkehrungen von CBRN-Einsätzen (Schutz vor chemischen, biologischen, radiologischen und nuklearen Gefahren) zu halten. Ich erinnere mich noch an eine Sitzung einige Monate zuvor, an der die lokalen Gesundheitsdirektoren ihre Sorge geäußert hatten, dass sich nicht nur Gestank ausbreiten würde, sondern der Geruch zudem auch Scharen von Vögeln und andere Tiere anziehen würde.

Auch deshalb wurde beschlossen, auf dem Pier ein großes Zelt für den »Barcone« aufzustellen. Von Zeit zu Zeit würde man aus zwei riesigen Schläuchen Flüssigstickstoff in das Schiff pumpen, um die Temperatur niedrig zu halten, die üblen Gerüche zu reduzieren und den Verwesungsprozess zu verlangsamen. Letzteres war kein geringes Problem. Aus der Fachliteratur und auch aus Erfahrung wussten wir, dass ein Körper, solange er sich im Wasser befindet, insbesondere wenn es so kalt war wie in diesem Fall, sich langsam zersetzt. Außerhalb des Wassers verläuft der Zersetzungsprozess zum nackten Skelett jedoch beunruhigend schnell. Und je mehr Weichteilgewebe verloren ging, umso weniger zur Identifizierung nützliche Merkmale standen uns zur Verfügung.

Dazu kamen rechtliche Fragen. Der »Barcone« war im Grunde ein riesiges Beweisstück, und deswegen saß auch der leitende Staatsanwalt von Catania mit am Tisch, eine höfliche Person mit viel gesundem Menschenverstand. Seine Rolle bestand vor allem darin, gewisse Maßnahmen am Wrack zu genehmigen. Aus tausend Gründen gehörte das Wrack erst einmal der Justiz, nur schon, weil dort Hunderte von Menschen – Opfer von Schleppern – gewaltsam zu Tode gekommen waren. Dem Staatsanwalt oblag es zu entscheiden, ob und wie eingegriffen werden durfte.

Auch in rechtsmedizinischer Hinsicht war die Angelegenheit kompliziert. Bisher war es immer um allerhöchstens zweihundert Obduktionen gegangen. Nun würden womöglich fünf-, sieben- oder neunhundert im »Barcone« eingeschlossene Leichen dazukommen. So etwas wie eine Passagierliste gab es nicht, nur die Berichte von Zeugen, die von etwa tausend Personen gesprochen hatten. Wenn wir davon ausgingen, dass etwa hundert oder auch mehr Personen bei der Kenterung vom Deck oder aus den Kabinen ins Wasser gespült und von den Strömungen davongetragen worden waren, mussten wir mit etwa fünf- bis siebenhundert neuen Leichen rechnen. Deswegen benötigten wir Verstärkung, und zwar einmal mehr Leute, die bereit waren, ohne Bezahlung zu arbeiten. Keine Behörde konnte oder wollte die Einsätze finanzieren. Der Kommissar klopfte bei der Rektorenkonferenz der italienischen Universitäten und dem Ministerium für Bildung, Universitäten und Forschung an. Die Idee war, Universitätsrektoren zu finden, die sich an diesem humanitären Einsatz beteiligen wollten und zu diesem Zweck Personal und Material zur Verfügung stellten. Unsererseits warben wir in wissenschaftlichen Gruppen für die Initiative, was ganz unterschiedliche Reaktionen zur Folge hatte. Einige Kollegen riefen mich an und sagten: »Cri, ich würde gern mitmachen, aber wir haben derzeit zu wenig Personal«, und ich spürte, dass diese Worte von Herzen kamen. Andere hielten mich eine ganze Weile am Telefon auf, um mir zu erklären, warum sie nicht einverstanden waren. Fachleute und Nachwuchskräfte kostenlos arbeiten zu lassen, sei ungerecht und degradierend für den Beruf. »Nichts Geringeres als ›degradierend‹«, erzählte ich Danilo danach bitter. Ich respektiere jede Meinung, aber so was verstand ich wirklich nicht. Es handelte sich um eine einzigartige Gelegenheit, in einer humanitären Notlage rechtsmedizinische Hilfe zu leisten. Unter akademischen Gesichtspunkten betrachtet handelte es sich auch um eine erstklassige Gelegenheit für den Nachwuchs. Wann würden sie je wieder mit einer solchen Situation in Berührung kommen? Wie viel Wissen und vermutlich auch menschliche und wissenschaftliche Befriedigung würden sie daraus ziehen können? Warum sollte man ihnen diese Möglichkeit vorenthalten? Wegen der wenigen Hundert Euro, also den Kosten für ein paar Tage Aufenthalt in einem Dorf in der Nähe von Melilli, der Reise und der Einwegkittel? »Du kannst nicht immer davon ausgehen, dass andere unsere Meinung teilen«, kommentierte Danilo unaufgeregt wie immer. Mehrere Institute sagten aber zu und entsandten Angestellte und Studierende, in manchen Fällen fuhren sogar die »Chefs« mit. So schlossen sich schließlich Kolleginnen und Kollegen der Universitäten von Milano-Bicocca, Pavia, Turin, Brescia, Bari, Ancona, Parma, Ferrara und Bologna der Kerngruppe »Mailand/Sizilien« an. Manche Gruppen blieben drei Tage, andere zwei Wochen. Insgesamt wirkten 78 universitäre Arbeitskräfte, von Studierenden, jungen und erfahreneren Fachleuten bis hin zu Professorinnen und Professoren in den Zelten von Melilli mit. Bei jeder neuen Schulung erläuterten wir neben dem technischen Vorgehen auch den humanitären Kontext. Es war eindrücklich und geradezu rührend zu sehen, wie sich all diese Leute selbstlos in die anspruchsvolle und in vielerlei Hinsicht unbequeme Arbeit stürzten. Die Leute meiner Generation kannte ich gut, andere, vor allem jüngere, weniger, ich war aber erstaunt über den Altruismus und die Hingabe von ihnen allen. Ich bin stolz darauf, mit ihnen zusammengearbeitet zu haben, stolz auf diesen Teil der italienischen Universitäten.

Der nächste Schritt war die konkrete Organisation der Einsätze. Allerdings war noch nicht klar, wann es losgehen würde, und das machte uns gelinde gesagt nervös. Die Daten verschoben sich immer weiter nach hinten. Zwar hielt mich der Admiral mit der schönen Stimme stets auf dem Laufenden, aber auch er vermochte uns nichts Verlässliches zu sagen, weil letztlich alles vom Wetter abhing. Für die komplexe Hebung musste der Seegang während rund zwanzig Stunden unter der Stufe drei bleiben, das Meer durfte also höchstens schwach bewegt sein. Die idealen Bedingungen schienen nie eintreten zu wollen. Es gab immer wieder Vorankündigungen, aber dann wurde doch nie etwas daraus. Im Labor standen unsere Koffer in dieser Zeit immer bereit, prall gefüllt mit allem Nötigen.

An einem Wochenende Ende Mai sah es danach aus, dass es klappen würde. So stieg ich zusammen mit Mazza,

Vera und Lara in einen Zug. Lara war eine neu hinzugekommene Stipendiatin der Stiftung Isacchi Samaja, die sich als eine der tragenden Säulen der Operation Melilli 5 erweisen würde. Doch schon in Bologna erreichte uns ein Anruf: »Kehrt um. Fehlalarm.« Einige Monate später plauderte ich abends oft mit den Feuerwehrleuten, die während der Bergungsversuche der »Ievoli Ivory« an Bord des Begleitschiffs gewesen waren. Ihren Erzählungen nach zu urteilen, war es in jenem Meeresarm wie verhext gewesen. Jedes Mal, wenn die Bedingungen günstig schienen, tauchten auf einmal Wolken auf und setzte genau in diesem Gebiet Wind ein, oder es gab im Laufe der Arbeit ein technisches Problem. »Das Schiff will dort unten bleiben«, kommentierten manche, andere sprachen von Pech oder nannten es einen weiteren üblen Scherz auf Kosten dieser Opfer. Vom Labor aus verfolgten wir fast täglich Danilos »Nachrichten«, er hatte eine Internetseite aufgestöbert, auf der man die Position der »Ievoli Ivory« verfolgen konnte. So war morgens, wenn wir mit einer Tasse Kaffee in der Hand eintraten, unsere erste Frage: »Wo ist sie?« Unsere Anspannung wurde immer größer, auch weil Prüfungen eingeplant, Vorlesungen beendet, Beratungen abgeschlossen werden mussten, und obendrein erschwerte die Ungewissheit die Organisation unseres Privatlebens.

Am 25. Juni fand das Warten ein Ende. Am Vortag hatte man erneut einen Bergungsversuch unternommen, aber dann war auf einmal ein über zwanzig Knoten starker Wind aufgekommen. Nun aber waren die Prognosen günstig. Der Admiral schickte mir eine Kurznachricht, die ich immer noch gespeichert habe: »Diesmal sollte allem Anschein nach wirklich eine gute Hochdrucklage eintreten, vielleicht klappt es also morgen. Ich hoffe, dass ich alles am 30. Juni übergeben kann.« Er irrte sich nur um einen Tag.

Am nächsten Tag bekam ich eine weitere Kurznachricht, diesmal von Salvo von der mobilen Polizei von Catania: »Wie ich gehört habe, kommst du am 30. vormittags an: Sollen wir dich am Flughafen abholen?« »Ich und fliegen?«, antwortete ich. »Es hätte mich auch gewundert«, entgegnete er. »Dann um acht am Bahnhof.« Am Vormittag meiner Ankunft gab es viel zu tun. Man hatte die Presse nicht fernhalten können. Der »Barcone«, der noch unterwegs war, hatte für großen Wirbel gesorgt, und wir würden nicht mehr so ungestört wie in den Monaten davor arbeiten können. Auch deswegen hatte die Marine eine Pressekonferenz einberufen, um die Tätigkeiten und erwarteten Resultate vorzustellen. Nachmittags hingegen erwartete mich das erste Treffen mit der Feuerwehr von Siracusa – der Beginn einer unvergesslichen Zusammenarbeit.

Roberto Di Bartolo kannte ich schon vom Telefon. Er war Ingenieur bei der Feuerwehr, mit ihm würde ich besprechen, wie man am besten mit den Leichen verfuhr. Wir hatten miteinander telefoniert, um über den mutmaßlichen Zustand der Toten zu diskutieren und zu überlegen, ob der Einsatz von Flüssigstickstoff angebracht sein würde. Für das heikelste Thema, die Leichenbergung, hatten wir uns aber zu einem persönlichen Gespräch verabredet. Technisch wies unser Vorhaben alle Eigenheiten einer Legalinspektion auf: beobachten und die Opfer einer Massenkatastrophe finden und bergen. Meiner Ansicht nach musste jemand von uns mitarbeiten. Wegen der vorgesehenen Sicherheitsvorkehrungen war es aber so, dass nur die Feuerwehr die Leichen bergen konnte. Man musste den »Barcone« mit geeigneten Geräten, Atemreglern, betreten, und uns von der Rechtsmedizin fehlte die entsprechende Zulassung. Ich würde Anweisungen geben können, aber sie waren diejenigen, die sie ausführen würden, anders war es nicht möglich.

Roberto war nach der Pressekonferenz auf mich zugekommen: Die Hände in die Hüften gestemmt, hatte der groß gewachsene Mann all diese Hürden, die unserer Arbeit im Weg standen, entschlossen, aber lächelnd vorgebracht; offensichtlich verstand er meine Enttäuschung. Wenn von unseren Leuten nicht ständig jemand im »Barcone« anwesend sein konnte, mussten wir der Feuerwehr in einem halben Tag beibringen, wie man eine möglichst fachgerechte Legalinspektion vornahm. Vor allem mussten wir sie auf das vorbereiten, was sie vorfinden würden. Feuerwehrleute sind bekanntlich an alles gewöhnt. Sie springen ins Feuer und ins Wasser, retten Leben und bergen Tote. Aber keiner von diesen

Leuten ahnte, was sie auf dem »Barcone« erwartete. Ich hatte ein paar Fotos von Leichen in unterschiedlichen Stadien der Verwesung zusammengestellt, und am Einführungsnachmittag in der Feuerwehrkaserne von Siracusa legte ich dar, was sie in ihren Händen halten würden: von relativ gut erhaltenen, bestimmt fürchterlich riechenden und wegen der Feuchtigkeit schwer handzuhabenden Toten bis hin zu Resten von Skeletten. Wir sprachen darüber, wie sie mit ihnen umgehen sollten. Das Wichtigste war, dass sie auch angesichts einer unförmigen, verwesenden Masse nie vergaßen, dass dieser veränderte Körper der Bruder, der Sohn, der Vater von Menschen war, die sehr wahrscheinlich nach ihm suchten, und dass ihre Tätigkeit der erste und wichtigste Schritt in Richtung der Identifizierung, also des eigentlichen Ziels der ganzen Aktion war. Meine Zuhörer waren teils jung, teils etwas älter. An ihren Gesichtern erkannte ich, wie ernsthaft sie bei der Sache waren. Ihnen war bewusst, dass die ihnen zugefallene Aufgabe technisch und humanitär wichtig war, sie wollten aber auch mehr über den rechtsmedizinischen Aspekt der Arbeit wissen, mit der ich sie soeben beauftragt hatte. »Wahrscheinlich werdet ihr auf zerfallende Leichen stoßen, von denen sich ganze Teile gelöst haben – der Kopf, die Arme, die Beine. Da die größte Gefahr darin besteht, dass sterbliche Überreste vermischt werden, müsst ihr sicherstellen, dass alles, was ihr in einen einzelnen Leichensack packt, auf irgendeine Weise anatomisch verbunden ist, und sei es nur über einen Fetzen halb verwester Haut. Diese Fälle behandeln wir als einzelne und vollständige beziehungsweise fast vollständige Körper, sie erhalten die Signatur ›PM 39‹ und so weiter. Was mit nichts Körperähnlichem verbunden und offensichtlich mit anderen Teilen vermischt ist, nennen wir ›Mix‹. In diesem Fall reicht es, wenn ihr alles einsammelt, was ihr findet, und es zusammen einpackt. Wir kümmern uns dann im Labor darum, die Teile einzelnen Personen zuzuordnen.«

Wir vereinbarten, dass sie auf dem Leichensack auch den Fundort im Schiff vermerken sollten, beispielsweise Heck, Bug, Vorpiek, Laderaum und so weiter. So würden wir rekonstruieren können, wo die Opfer sich genau befunden hatten, und so den Grad der Durchmischung abschätzen. Die letzte Frage eines jungen Feuerwehrmanns betraf das Gesundheitsrisiko. Ich antwortete, dass Vorsichtsmaßnahmen sicher angebracht seien, dass zersetztes Gewebe aber in keinerlei Hinsicht gefährlich sei und keine Krankheiten mehr übertrage; das Risiko sei vergleichbar mit Gartenarbeit: Wer gegen Tetanus geimpft sei, brauche sich keine Sorgen zu machen. Das Lästigste sei der üble Geruch. Weder mit einer hochtechnologischen Gesichtsmaske noch dem stärksten Pfefferminzbalsam unter der Nase ließ sich sicher vermeiden, dass man ihn roch. Daran würden sie sich gewöhnen müssen. Unvermeidlich sei es auch, dass manche von ihnen ein Trauma des ersten Kontakts erleben würden, wegen des Anblicks, des Geruchs, der Fundstücke, die sie berühren, umfassen, hochheben würden. Deswegen waren auch hervorragende Psychologen vor Ort. Aber der Ekel, der leicht nachvollziehbar sei, würde sich letztlich nur dadurch überwinden lassen, dass man sich bewusst mache, wie wichtig, pietätsvoll und nobel diese Arbeit sei. Das bestätigte sich in der Folge.

Wir warteten sehnlichst auf die Ankunft des »Barcone«. Er war inzwischen in der Nähe unseres Küstenabschnitts angelangt, man hatte aber einen kurzen Halt eingelegt, um einige während der Bergung entstandene Schäden zu beheben. Das Schiff wollte einfach nicht eintreffen. Die »Chefs« boten mir in der Zwischenzeit ein ungenutztes Zimmer auf der Rückseite der Basis an, das gewöhnlich als Uniformendepot und Umkleide bei feierlichen Anlässen genutzt wurde. Mein Team würde diesmal in einer Studentenunterkunft in der Altstadt von Siracusa wohnen, in einem wunderschönen, alten Kloster. Die Marine hatte für sie morgens und abends einen Bus organisiert. Ich würde in der Basis bleiben, um rund um die Uhr bei der Bergung der Leichen mithelfen zu können, insofern war es tatsächlich sinnvoll, dort zu übernachten. So ließ ich mich rasch überreden. Die Lösung erwies sich als perfekt. Diese angenehme Unterkunft mit der breiten Glasfront ins Grüne, auf eine unbebaute Fläche, die zum Meer führte, wurde für zwei Monate zu meinem Zuhause, und wie so oft, wenn man irgendwo etwas Wichtiges erlebt, empfinde ich bis heute manchmal heftige Sehnsucht nach diesem Ort.

Ich ließ die Koffer auf das Bett fallen. Unsere beiden Schutzengel hatten den kleinen Kühlschrank in meinem neuen Zimmer mit Saft, Wasser und Snacks gefüllt. Ich verstaute meine Sachen im Schrank und hängte meine Jacken und Arbeitskittel an die Haken hinter der Tür. Dann schaute ich mir nach diesem turbulenten Tag endlich an, wie die Basis vorbereitet worden war. Inzwischen war klar, dass der »Barcone« erst am nächsten Tag eintreffen würde. Die angenehm warme sizilianische Abendluft trug ferne Stimmen zu mir, offensichtlich herrschte eine gewisse Aufregung, in Erwartung des Abendessens und der Ereignisse des nächsten Tages. Ich wurde von Orso und einem scheuen anderen Hund empfangen, den ich nicht kannte und der auf Abstand blieb. Farblich wie ein Deutscher Schäfer, aber kleiner. Auf der Schnauze hatte er eine Art Zyste, er wollte sich jedoch partout nicht anfassen lassen. Ich ging kurz ins Zimmer zurück und füllte mir die Taschen mit Hundekeksen, die ich als Überraschung für die Vierbeiner aus Mailand mitgebracht hatte. Orso wedelte und beschnupperte sie aufmerksam, bevor er sie einen nach dem anderen und so langsam fraß, dass ich den Eindruck hatte, er tue es nur meinetwegen. Dann wollte er sich den Rücken kraulen lassen; das war fortan unser tägliches Ritual. Nach ein paar erfolglosen Versuchen verzichtete ich darauf, auch den anderen Hund streicheln zu wollen.

An diesem ersten Abend ging ich den schmalen Weg zum Meer hinunter, blieb aber unvermittelt stehen, weil ich einen Augenblick lang das Gefühl hatte, mich verirrt zu haben – was ich vor mir sah, war so ganz anders als sonst: Auf der unbebauten Fläche standen nun mindestens fünfzig Zelte der Feuerwehr und des Militärkorps des Roten Kreuzes. Ein richtiges Zeltlager, überall geschäftiges Treiben: Leute begrüßten sich, liefen mit Notizen, Wasserflaschen oder auch einem akut benötigten Erste-Hilfe-Set von einem Pavillon zum nächsten. Angehörige der Streitkräfte blickten in Gedanken versunken auf das Meer, Feuerwehrleute richteten die letzten Stationen für die Kameras ein, mit denen die Arbeit aufgezeichnet werden würde, Gruppen uniformierter Männer und Frauen, auf die ich einen Blick erhaschen konnte, wenn sich ein Zelteingang kurz öffnete, saßen an Tischen und unterhielten sich angeregt. Weiter drüben, fast am Meer, hatte man auf einer Betonfläche eine große, weiße Zeltstruktur aufgestellt, zehn Meter hoch und mindestens doppelt so lang und breit, vorne und hinten offen. An deren Westseite befand sich ein ebenfalls aus Zelten errichteter Tunnel, in dem ich eine Dusche und Wannen für die Dekontamination erkannte. Ich traf auf Roberto, der mich anderen Feuerwehrleuten vorstellte, und auf Vito und Pino, meine wichtigsten Ansprechpartner beim Militärkorps des Roten Kreuzes. Vito und Pino hatten dafür gesorgt, dass der Kühllastwagen sich multipliziert hatte: Jetzt waren es drei. Einer stand wie vorher im Hangar, die anderen beiden auf dem Platz davor – perfekt. Die beiden würden sich täglich darum kümmern, dass die Kühlräume dicht und die Temperaturen optimal für unsere Arbeit waren. Inzwischen staunte ich gar nicht mehr so sehr über die Professionalität der ganzen Unternehmung.

Bei Einbruch der Dämmerung aßen wir in der Kantine zu Abend. Es bildete sich eine lange Schlange, die »Kundschaft« war vom üblichen Dutzend auf achtzig Personen angestiegen. Die Köche, immer zu einem Spruch aufgelegt, arbeiteten unermüdlich, der Speisesaal war karminrot und graugrün von den T-Shirts der Feuerwehr und den Jacken des Militärkorps. Zu essen gab es an diesem Abend Pasta mit Sardinen oder Pesto, gegrillten Fisch, sizilianische Pizza, Vitello tonnato, mit süßer Ricotta gefüllte Teigröllchen, Obst und Wein. Als ich mir einen Apfel holte, begegnete ich erneut Roberto, der mit einem Kopfzeichen auf den riesigen Fernseher hinten im Raum deutete. Über den Bildschirm liefen gerade Bilder über einen Mordfall, der für großes Aufsehen gesorgt und Genetikern, Rechtsmedizinern, Experten für Warenkunde, ja sogar Botanikern, die an einer Reihe recht heftiger Gerichtsverhandlungen teilnehmen mussten, viel Arbeit beschert hatte. Während mindestens drei Jahren war der Fall fast täglich Thema in Zeitungen und Talkshows gewesen. »Habt ihr damit etwas zu tun gehabt?«, fragte Roberto. Ich nickte. Und dachte an das unterschiedliche Schicksal, das Tote haben können, je nachdem, wer sie sind, woher sie kommen und wie sie sterben. Totò irrte sich, vor dem Tod sind eben doch nicht alle gleich. Mit solchen Gedanken im Kopf und etwas Lampenfieber wegen des kommenden Tages zog ich mich in mein Zimmer zurück. Mazza rief an und kam, wie es ihre Art war, direkt zur Sache: »Wir treffen übermorgen früh ein.« Ich schaute eine Weile Nachrichten und schlief dann rasch ein. Es war ein intensiver Tag gewesen.

Am 1. Juli stand ich um sieben Uhr früh auf, um den Fahnenappell und das Kaffeetrinken in Gesellschaft Orsos nicht zu verpassen. Der große Tag war da, der »Barcone« würde, so munkelte man, etwa um ein Uhr eintreffen. Ich befasste mich noch einmal mit den Erfassungsbogen für die Fundstücke im »Mix«, also in jenen Säcken, die untereinander nicht mehr verbundene Knochen und Überreste enthielten. Mir wurde bald klar, dass es keine sonderlich gute Idee war, in der sizilianischen Morgensonne im Freien am Bildschirm arbeiten zu wollen. Glücklicherweise wurde ich bei dieser eher langweiligen Tätigkeit mehrmals von meinen neuen Kolleginnen und Kollegen unterbrochen, die über die kommenden Ereignisse plaudern und unsere Bekanntschaft vertiefen wollten. Inzwischen wurde es Nachmittag und Abend – und vom »Barcone« keine Spur.

Um halb acht aß ich eine Kleinigkeit, danach zog ich mit meiner Kamera in Richtung des großen Zeltes los. Ich nahm den längeren Weg, zuerst an »unserem« Hangar vorbei und dann dem Meer entlang. Dort traf ich Orso in Begleitung des Halbschäfers und eines großen, spindeldürren weiß-schwarzen Hundes an, der sich kaum auf den Beinen halten konnte. Alle drei lagen in der Abendbrise da, als würden auch sie warten. Ich streichelte den Magersten: nur Haut und Knochen. Ich kannte ihn schon von den ersten Einsätzen, aber damals war er nicht so dünn gewesen. Bei Soldaten in der Nähe erkundigte ich mich, was mit ihm los sei. Ein freundlicher junger Mann, der sich zusammen mit seiner Frau um die Hunde kümmerte, sagte: »Ich sehe, Sie haben Rocky kennengelernt, der sich nicht anfassen lässt, und Ricky, den Schönling der Bande.« Er verdankte seinen Namen dem »Schönling« Richard Gere. »Er ist unglaublich abgemagert, frisst kaum mehr, liegt immer nur da ... Meine Frau arbeitet in einem Tierheim in Catania und will ihn demnächst in die Klinik bringen.« Ich setzte meinen Spaziergang fort, die Kamera um den Hals. Orso und, in einiger Distanz, Rocky folgten mir. Als ich mich umdrehte, um zu sehen, ob der kranke Hund es schaffte, aufzustehen, nahm ich im Augenwinkel etwas wahr. Ich blieb stehen, schaute mit angehaltenem Atem genauer hin: Fast am Horizont war ein Kahn zu sehen. Ich sah den Heberahmen, der aussah wie ein riesiger gelber Rettungsring, einen blauen Kran, der mithilfe zweier großer, roter »Kordeln« ein riesiges, rot-blaues, nussschalenförmiges Objekt aufrecht hielt, das seinerseits in eine »Wiege« aus vier parallelen, u-förmigen Metallstützen gebettet war. Der Kahn glitt langsam und ruhig voran. Bei der Hebung waren im »Barcone« zwei große Risse entstanden, über die man, sobald das Wrack an die Oberfläche gelangt war, riesige schwarze Tücher gezogen hatte. Diese wehten nun majestätisch im Wind wie Trauerflor. Es erinnerte mich an das Bild, das ich mir noch als Gymnasiastin von Theseus' Schiff gemacht hatte, als er mit schwarzen Segeln aus Kreta zurückkehrte. Mein Eindruck jetzt war ganz anders als erwartet: Ich fühlte weder Grauen noch Angst. Der »Barcone« hatte etwas Feierliches, fast Stolzes an sich, er war zwar tödlich verwundet, hatte aber doch die Körper zu schützen vermocht, die seit über einem Jahr in seinem Innern ruhten, und nun kam er, um sie in unsere Obhut zu übergeben. Ich stellte mich östlich des Zeltes auf einen Erdhügel, um die Ankunft des Schiffes zu beobachten, ohne zu stören. Es war fast zweiundzwanzig Uhr, bis Ingenieure es mithilfe eines Wagens auf die Betonfläche gestellt hatten. Obwohl etwa hundert Menschen anwesend waren, erinnere ich mich nur an eine unheimliche, respektvolle Stille, unterbrochen vom Geräusch des Windes und wenigen Männerstimmen, die Anweisungen erteilten. Die Angehörigen der Streitkräfte salutierten und bekreuzigten sich, als das Schiff an ihnen vorbeikam. Bald wären wir an der Reihe.

Trotz der fortgeschrittenen Stunde ging es mit den Bergungsarbeiten sofort los. Wie sich herausstellen würde, war es wegen der hohen Tagestemperaturen ohnehin viel angenehmer, nachts zu arbeiten. Scheinwerfer erhellten die Betonfläche und das große Zelt. Neben dem »Barcone« wurde eine große, weiße Feuerwehrleiter aufgestellt, um den Abtransport der ersten Leichen vom Deck zu vereinfachen. Feuerwehrleute standen schon bereit, um sich von oben abseilen zu lassen. Ich sah, wie sie hoch über dem Schiffsrumpf baumelten und die ersten Leichen in Säcke packten. Diese wurden verschlossen, auf eine Plastiktrage gelegt und mithilfe eines kleinen Krans nach unten transportiert. Von dort trug das Personal des Militärkorps des Roten Kreuzes sie in die Kühlräume. Vorerst erhielten die *body bags* eine provisorische Nummer. Im Obduktionsraum würden wir später entscheiden, ob wir eine PM-Nummer vergeben konnten. In diesen ersten Stunden kontrollierte ich die Arbeiten, um sicherzustellen, dass wir die Obduktionen später problemlos vornehmen konnten. Ich überprüfte den Inhalt der ersten Säcke und fand in jedem eine einzige Leiche und auf dem Plastik mit weißem Filzstift die Angabe, wo auf dem Deck die Leiche gefunden worden war. Alles in Ordnung, die Feuerwehr hatte unsere Vorgaben bestens verinnerlicht.

Am nächsten Tag machte ich bei strahlendem Sonnenschein einen Spaziergang zum »Barcone«, um ihn besser kennenzulernen. Zum ersten Mal sah ich das Schiff aus der Nähe. Sein Rumpf war ziemlich übel zugerichtet. Die Kabinen, die sich im oberen Teil hätten befinden sollen, waren weg beziehungsweise bestanden nur noch aus über das Deck verstreuten Holztrümmern. Vom Rest waren noch der Laderaum, der Maschinenraum, die Achter- und die Vorpiek übrig. Außen war das Schiff aus Metall, innen aus Holz. Oberhalb der Wasserlinie war es blau, etwas ausgeblichen, der Kiel hingegen war rot, aber größtenteils sandverkrustet, man sah deutlich, bis wo es ein Jahr lang auf dem Meeresgrund im Sand gesteckt hatte. Ich sah auch die Schiffsschraube und vorne ein Wappen mit einem arabischen Schriftzug, der, wie mir jemand sagte, »Meer« und »Schifffahrt« bedeutete. Ein Mann von der Feuerwehr hatte mir beim Frühstück eine Skizze des Wracks auf eine Serviette gezeichnet. Daneben hatte er in makelloser Schrift dazugeschrieben: »Länge etwa 22 Meter, Breite 6, Höhe 7.«

Roberto, mit dem ich auf zehn Uhr verabredet war, erlaubte mir, die Feuerwehrtreppe hochzusteigen. Von ganz oben sah ich kilometerweit über die Küste, fast bis nach Siracusa, überall Molen, Anlegebrücken, Raffinerien, hier und da grünliche Buschlandschaft. Ich betrachtete auch das Hauptgebäude mit seinem Flachdach, auf dem auffallend bunte Wäsche flatterte, und den Straßenabschnitt Richtung Priolo. Auf der anderen Seite war das Meer, das sich unendlich weit, bis zur nordafrikanischen Küste, erstreckte. Dann konzentrierte ich mich wieder auf den »Barcone«. Roberto erläuterte mir mit ausholenden Armbewegungen von unten, wo genau auf dem Deck sie in der Nacht die ersten Leichen geborgen hatten. Er musste fast schreien, um den Wind zu übertönen: »Die Kabinen sind eingestürzt und haben viele Menschen erdrückt.« Aus diesem Grund erklärten wir die triste, mit Holztrümmern übersäte Fläche zu einem separaten Bereich, zum »Sektor B«. In jeder Kategorie war es – je nach Umweltbedingungen – zu jeweils anderen Verletzungen und Arten der Zersetzung gekommen. Das Meer bildete den »Sektor A«: Zu dieser Kategorie gehörten die Leichen, die wir außerhalb des »Barcone« im Wasser gefunden hatten und die der Fauna stärker ausgesetzt gewesen waren. Der »Sektor C« umfasste alles, was sich im Innern des Schiffes befand, also den Laderaum, die Achterpiek, den Maschinenraum, der etwas mehr Schutz vor Raubfischen und Strömungen geboten hatte. Der »Sektor B« stellte somit einen Zwischenbereich dar: alles, was zwischen dem Deck und der Meeresumgebung verblieben war. Von der Feuerleiter aus konnte ich den ganzen »Sektor B« überblicken: fünfhundert Quadratmeter verkrusteter weißer und blauer Holzplanken, dazwischen rostige Metallelemente und Sperrholz. Überall kleinere Gegenstände in allen Farben, die mehr oder weniger sichtbar aus den Trümmern ragten. Etwas besonders Großes zog meine Aufmerksamkeit auf sich, und als ich genauer hinschaute, erkannte ich, dass es sich um die Beine eines jungen Mannes in Jeans und Turnschuhe handelte, Letztere hatten sich in der Winde verfangen. Aus der Gesäßtasche ragte eine Geldbörse. Mir wurde bewusst, dass all diese farbigen Tupfer zu noch bekleideten Körpern gehörten: gelbe, rosa, rote, gestreifte Jacken, Hemden, Socken, T-Shirts, die über das Deck verteilt waren und in den Trümmern der Kabinen feststeckten. Ich sah einen noch intakten Brustkorb ohne Arme, weiter drüben einen schwarzhaarigen Kopf mit einer golden verzierten Wollmütze. Dazwischen warfen helle Flecken das Licht der Sonne zurück. Es waren Knochen: ein Schenkelbein, ein Schienbein, mehrere Schädel, ein paar verstreute Rippen. Einige Leichen waren zwar verstümmelt, aber dank des Schutzes, den ihnen die eingestürzten Balken geboten hatten, noch gut erhalten, andere waren dem Wasser und der Fauna stärker ausgesetzt gewesen und bestanden nur noch aus blanken Skelettteilen. Ich hakte im Kopf eine Liste der Knochen ab, die ich sah. Es war, als hätte jemand zehn Skelette in einen Sack gepackt, kräftig geschüttelt, um dann alles über das Deck zu verstreuen. Ein solches Durcheinander war der Alptraum eines jeden forensischen Anthropologen. Später bat ich, an den entsprechenden Stellen einfach alles in einen einzigen, mit »Mix« beschrifteten Sack zu packen, anschließend zu fegen und den Kehricht ebenfalls aufzubewahren, selbst wenn man darin nichts erkannte. In dieser Nacht träumte ich, ich spazierte auf einem Weg und sähe überall Knochen, die sich bei genauerem Hinsehen als Steine erwiesen. Dieses Bild wurde zum festen Bestandteil meiner Träume, ebenso wie der Anblick einer Reihe Gehenkter auf dem Deck des Wracks.

Inzwischen war rechtsmedizinische Verstärkung eingetroffen, und wir begannen, nach dem gleichen System wie zuvor erste Leichen zu obduzieren. In den Obduktionszelten waren gewöhnlich vier Teams gleichzeitig tätig: eines aus Mailand, ein sizilianisches und im Wechsel zwei aus den anderen Universitäten. War eine Leiche zumindest fast vollständig, vergaben wir einen PM-Code, und nach der Obduktion und der Entnahme von Proben wurde die Person bestattet. Einzelne oder vermischte Gliedmaßen oder Knochen erfassten wir und bewahrten sie auf, um sie später ins Labor nach Mailand mitzunehmen und anthropologisch und genetisch zu untersuchen. Im Idealfall würden wir sie einem PM zuweisen, sie also einem Körper zuordnen können. Andernfalls würde man sie als »neues« Individuum betrachten, als zusätzliche Person. Ein Beispiel: Einer Leiche fehlten der Schädel und auch ein paar Fingerglieder. Diesen Körper behandelten wir als PM. Nach der Analyse jedes einzelnen Knochens aus den »Mix«-Säcken (falls das finanziell machbar sein würde) würden dann vielleicht ein Schädel oder Fingerglieder, die man ganz woanders auf dem Schiff gefunden hatte, weil sie von der Strömung weggetragen wurden, dieser einen Person zugeordnet werden können. Wenn nicht, wäre das ein Hinweis auf eine weitere in das Unglück verwickelte Person, von der möglicherweise nur noch einzelne Knochen, vielleicht ein einziges Fingerglied übrig war. Aus einem Fingerglied das biologische Profil einer Person zu rekonstruieren, war natürlich schwierig, aber dank der Genetik nicht unmöglich. Schon als ich die über das Deck verstreuten Reste und Dutzende von Schädeln gesehen hatte, die sich vom restlichen Skelett gelöst und Richtung Bug gerollt waren, wurde mir bewusst, dass wir es mit sehr vielen Einzelteilen zu tun haben würden. Tatsächlich erwischten wir schon am nächsten Tag einen Sack mit »Mix«, dessen Inhalt auch für die erfahrensten Anthropologen erschreckend war.

Lara rief mich aus dem Zelt zu sich, als ich gerade außerhalb der »Totenzone« mit Damante eine Zwischenbilanz zog. Im Zelt zeigte sie mir den Obduktionstisch: Er war übersät mit mindestens zweihundert kleinen Knochen, die fein säuberlich, genau den Vorgaben entsprechend, nach Kategorie und Zugehörigkeit zur rechten beziehungsweise linken Hand aufgereiht waren. Es war ein erschütternder Anblick – diese Unmenge kleiner weißer Röhrchen, die den ganzen Tisch ausfüllten, war selbst den Anthropologinnen unheimlich. An der Form der Knochen erkannte ich sofort, dass es sich größtenteils um Mittelhandknochen und Fingerglieder handelte. Um feststellen zu können, von wie vielen Personen diese zweihundert Knöchelchen stammten, hatten die Anthropologinnen zuerst zwischen Mittelhandknochen, erstem, zweitem und drittem Fingerglied sowie zwischen dem ersten bis fünften Finger der rechten beziehungsweise linken Hand unterscheiden müssen. Eine Hand besteht aus siebenundzwanzig Knochen: acht fast runde oder ovale Handwurzelknochen, fünf Mittelhandknochen, also Speichen, die in den Fingerknöcheln enden, diese bestehen ihrerseits mit Ausnahme des nur zweigliedrigen Daumens aus je drei Gliedern. Wenn ich zehn unterschiedliche, rechte und linke Mittelhandknochen vor mir habe, können sie im Prinzip von einem einzigen Menschen stammen, handelt es sich hingegen zehnmal um den ersten Mittelhandknochen der rechten Hand, sind es mit Sicherheit zehn verschiedene Personen. Diese mühselige Sortierung von Knochen kann nur jemand vornehmen, der sich damit sehr gut auskennt.

»Sie stammen aus einem ›Mix‹ von der Mitte des Decks, vermutlich ist es das, was sie am Schluss zusammengekehrt haben. Ich habe sechzehn unversehrte erste und fünfte rechte Mittelhandknochen, zehn zweite, drei dritte und zwei vierte gezählt, von erwachsenen Personen, immer rechts«, berichtete sie in ihrem ruhigen, venezianischen Tonfall. »Linke Mittelhandknochen gibt es nicht so viele, und sie passen von der Größe her zu den rechten, könnten also von denselben Personen stammen. Schon so wären in diesem Sack mindestens sechzehn Menschen vertreten, dazu kommen aber noch zwei zweite und zwei dritte noch nicht ausgewachsene und nicht verschmolzene Mittelhandknochen in unterschiedlichen Wachstumsstadien. Das macht plus vier Personen, wir haben also schon allein in diesem ›Mix‹ mindestens zwanzig.« Ich nickte, ich hatte volles Vertrauen in »meine« Anthropologinnen, die viel geübter als ich darin waren, die zarten Knochen der rechten Hand von denen der linken Hand zu unterscheiden und daraus abzuleiten, mit wie vielen Personen wir es hier mindestens zu tun hatten. »Schauen Sie sich das mal an«, fuhr Lara fort. Sie zeigte mir einen dritten Mittelhandknochen der rechten Hand. Auf halber Länge war er verdickt und wies kleine Knochenveränderungen auf. Es war ein Kallus, neu gebildetes Knochengewebe, wie es sich nach einer Fraktur bildet. Dem Heilungsgrad nach zu schließen, hatte sich diese Person höchstens ein Jahr vor ihrem Tod den Finger gebrochen. Wenn nun jemand in Afrika oder in Europa seinen Bruder als seit diesem Schiffsunglück vermisst melden und dabei einen gebrochenen Finger erwähnen würde, könnten wir diese Meldung mit diesem einen Mittelhandknochen unter Tausenden in Verbindung bringen, wir würden seine DNA bestimmen und so vielleicht seine Identität bestätigen können. Das alles dank eines winzigen Handknochens.

Ich war gerade im Begriff, das Zelt zu verlassen, als Lara mir zuflüsterte: »Warten Sie, es gibt noch etwas.« Sie führte mich zum anderen Tisch, wo eine Nachwuchskraft aus Palermo Notizen machte, während ihre Professorin eine Obduktion durchführte. Es handelte sich um einen »normalen«, vollständigen Leichnam, aber zwischen den beiden T-Shirts, die er trug, befanden sich angespülte Knochen anderer Skelette – eine weitere Komplikation, auf die wir immer wieder stoßen würden. Es waren drei linke Rippen und eine Handvoll Zähne. Als Anthropologin hatte Lara die Rechtsmedizinerinnen bei der Bestimmung dieser Überreste unterstützt. Sie ließ die Zähne auf den Tisch gleiten: »Drei Molaren, zwei Prämolaren, ein Schneidezahn. Alle bleibend und mit geschlossenen Wurzeln.« Ich begriff nicht, was an diesen gesunden Zähnen erwachsener Personen so speziell war. Solche fanden wir in den Säcken ständig. »Schauen Sie mal, was wir hier haben«, sagte sie. Sie öffnete ein Fläschchen und ließ das einzige darin enthaltene Element in ihre Hand fallen. Es war ebenfalls ein Zahn, aber kleiner als die anderen, ein Milchzahn, wie ich an seiner bauchigen Form erkannte, Mitte oben, ob links oder rechts konnte ich nicht gleich erkennen. Die Wurzel war nicht mehr vollständig, weil die Resorption bereits eingesetzt hatte. Ein Kind, dachte ich. Ich konsultierte das im Zelt aufgehängte Wachstumsschema von Knochen und Zähnen und pflichtete Lara bei: »Etwa sechs Jahre.« Dieser einzelne Zahn war unser einziges Element, das von einem Kind stammte. Der »Barcone« war voller junger Männer und Teenager gewesen, aber eine Kinderleiche hatten wir nie gefunden. Dieser Körper hier hatte sich vielleicht, weil er klein war und sich an Deck befunden hatte, schneller zersetzt, und die Strömung hatte die kleinen Knochen des Skeletts weggespült. Der Fund passte zu dem, was einige Dokumentarfilmer erzählten, die mit Überlebenden gesprochen haben respektive mit Leuten, die in Libyen an Bord gehen wollten, es aber nicht schafften. Sie berichteten von einem libyschen Lastwagen voller Frauen und Kinder, die den »Barcone« ebenfalls bestiegen hatten. Von der Küste aus hatten die Augenzeugen gesehen, wie überfüllt das Schiff war, sein Rumpf lag tief unter der Wasserlinie, und man hörte die Schreie von Menschen, die wieder von Bord gehen wollten. Von all diesen Kindern hatten wir bisher nur einen einzigen Schneidezahn gefunden, sonst nichts. Ich wage mir kaum die Panik vorzustellen, mit der die Mutter dieses Kind zu beschützen versucht haben muss, wie sie es umarmte, bevor das Meer die beiden verschluckte und für immer trennte.

In den darauffolgenden Tagen ging es nach dem gleichen Schema weiter: Wir versahen Leichensäcke mit Nummern, nahmen Obduktionen vor, verpackten Fundstücke, die wir später ins Labor mitnehmen wollten, füllten PM-Formulare aus und gaben diese systematisch an die mobile Polizei weiter. Dazwischen war immer wieder das Quietschen von Schrauben zu hören, wenn ein Sarg verschlossen wurde. Es war eine Art Montagekette entstanden, die bis zum letzten Leichensack zwei Monate später am Laufen bleiben würde.

Schon wenige Tage nach Ankunft des »Barcone« hatten wir unseren Arbeitsrhythmus gefunden. Ich konnte mich unbesorgt hin und wieder vom Hangar entfernen, weil Mazza und Lara die einzelnen Arbeitsschritte sorgfältig beaufsichtigten und auch ein wachsames Auge auf

Proben, Nummern und Formulare hatten. Beim Übertragen der Nummern durften keine Fehler passieren, auch nicht auf den Särgen. Ich legte Wert darauf, diesen letzten Schritt persönlich zu kontrollieren. Als mir Damante schmunzelnd erzählte, Mazza habe sich, als ein Bestattungsinstitut die Leichen etwas überstürzt abtransportieren wollte, praktisch auf die Särge gelegt und so Widerstand geleistet, war mir klar, dass ich mir diesbezüglich keine Sorgen zu machen brauchte.

Die Feuerwehr wollte sich als Nächstes den Laderaum vornehmen, wo die Situation wahrscheinlich komplexer sein würde. Es war wichtig, dass jemand von uns dabei war, um im Fall der Fälle Anweisungen geben zu können. Die Feuerwehr hatte auf beiden Seiten des Laderaums zwei beinahe mannshohe, symmetrische Löcher in die Schiffswand geschnitten und auf der linken Seite einen Lastenaufzug montiert, um zwei Personen und eine Bahre mit einem für die jeweils nächste Leiche vorgesehenen Sack zur Öffnung hinauf- und danach wieder auf den Boden hinuntertransportieren zu können. Wahrscheinlich befanden sich dort am meisten Tote, deswegen wollte auch ich wenigstens zu Beginn einmal hineingehen, um mir ein Bild der Lage zu machen und Ratschläge geben zu können, welches Vorgehen aus rechtsmedizinischer Sicht das beste war. Leichter gesagt als getan. Ich insistierte, betonte, dass es sich für mich um Routine handle, dass ich es gewohnt sei, den ganzen Tag inmitten von Knochen und verwesenden Leichen zu verbringen, und dass ein Augenschein meinerseits für eine korrekte Durchführung der rechtsmedizinischen Tätigkeiten unerlässlich sei. Es muss ein Sieg durch Zermürbung gewesen sein, als sie schließlich ihr Einverständnis gaben.

Mein Besuch im Bauch des »Barcone« fand nachts statt. Um zehn Uhr abends ging ich zum Wrack und zu den Zelten. Beides war mithilfe von Stromaggregaten beleuchtet, was eine fast surreale Stimmung erzeugte. Schon von weitem sah ich Menschen, die in weißen Schutzanzügen und mit Atemreglern ausgerüstet den Laderaum betraten und verließen, sich in den Dekontaminationsbereich begaben und im letzten Zelt sitzend darauf warteten, dass die chemischen Substanzen wirkten. In den Zelten des Militärkorps des Roten Kreuzes kümmerte sich psychologisches und pflegerisches Personal um die Verletzungen an Körper und Seele, die bei dieser Arbeit unvermeidlich entstanden. Andere Leute schlenderten herum und schauten zu. Auch die Hunde beobachteten das Treiben aus der Ferne.

Ich zog die Schutzausrüstung an und ließ mich anseilen. Aus Sicherheitsgründen an einer Leine festgehakt, bestieg ich zusammen mit einem Feuerwehrmann den Lastenaufzug, der uns etwas ruckelnd auf die Höhe des Laderaums hinauffuhr. Als ich durch die Öffnung sah, war mir sofort klar, welche Verzweiflung hier im Innern geherrscht haben musste. Über den ganzen Laderaum, der etwa sechzig Quadratmetern groß war, erstreckte sich ein Teppich aus menschlichen Körpern. Fast alle lagen mit dem Gesicht nach unten, manche zusammengekauert, viele durch den Verwesungsprozess aufgedunsen, in erster Linie an den Haaren, Handschuhen, Pullovern und Schuhen noch als Menschen erkennbar. Ein Durcheinander von Körpern in fast immer derselben Stellung. Ich schaute mich um, sah, dass die Wände aus Holz waren, die Feuerwehr die Decke abgestützt hatte und alles taghell erleuchtet war. Einige Leichen waren an geborstenen Wandbalken hängen geblieben, wo sie nun, noch vollständig, baumelten. Was diese Toten erzählten, war eindrücklicher als jede Schilderung von Überlebenden.

Ein Beamter der Kriminalpolizei hatte mich auf meinen Wunsch hin einige Tage zuvor in ein Flüchtlingsaufnahmezentrum in der Nähe von Augusta begleitet. Noch nie zuvor hatte ich eins besucht. Ich sah riesige Schlafzelte mit je dreißig bis vierzig Liegen, Aufenthaltszonen für die Mahlzeiten, Bereiche mit Klo- und Duschanlagen. In den schmalen Gassen zwischen den Zelten saßen oder standen afrikanische Männer und Frauen. Manche plauderten heiter und lachten, sie hatten die Reise überstanden, Angst und Leid lagen, zumindest scheinbar, hinter ihnen. Andere hingegen wirkten fast grimmig, waren argwöhnisch, vielleicht weil dieser Empfang und das Land so anders waren, als sie es sich vorgestellt hatten. Viele erzählten mir von ihren Erlebnissen, von ihrem Leiden, aber es war immer die Perspektive eines Menschen, der es geschafft hat. Selbst die schrecklichsten

Erlebnisse haben einen anderen Klang, wenn man sie überlebt hat. Nur die Toten vermögen die wahren Qualen und den Horror der Reise wiederzugeben. Was ich in diesem Laderaum vor mir sah, hätte nicht einfacher und eindringlicher erzählt sein können.

Wir durften uns beim Hineingehen nicht davon abhalten lassen, dass wir, um uns fortbewegen zu können, unweigerlich auf den einen oder anderen dieser glitschigen Körper treten mussten. Als ich versuchte, meinen Fuß zwischen zwei Leichen abzusetzen, fühlte ich darunter weitere Schichten, weitere Personen. Bemüht, das Gleichgewicht nicht zu verlieren, kauerten ich und mein Begleiter, der für den Atemregler zuständig war, uns nieder, um das Vorgehen zu besprechen. Zumindest die oberen Schichten im Laderaum waren relativ gut konserviert. Eine der ersten Leichen, die wir bargen, war noch fast vollständig. Der Schädel war über einen Hautlappen mit dem Nacken verbunden. Ich zeigte auf das Stück Haut: »In einem solchen Fall gelten die sterblichen Überreste als einziger PM und kommen in einen Sack für sich.« Neben mir lagen zwei Leichen, denen der Kopf fehlte, die Schädel mussten in der Masse nach unten gerutscht sein. Solche Überreste, die nicht mit Sicherheit einem Körper zugeordnet werden konnten, wurden nicht als einzelnes Individuum betrachtet. Ich fühlte beim Reden beißenden Ammoniakgeruch in der Kehle und wusste, woher er stammte. Trotz der Kühlung mit Flüssigstickstoff hatten Fliegen bereits Eier auf die vor kurzem aus dem Wasser geholten Leichen abgelegt, und irgendwo wuchsen Larven heran, die sich von dem menschlichen Gewebe ernährten und dabei Ammoniak freisetzten. Als ich in meinem Schutzanzug einen Arm fast bis zur Achsel eingrub, ertastete ich mindestens vier Schichten von Körpern und spürte eine intensive Wärme, wie sie typisch für Larvenaktivität ist.

In den darauffolgenden Tagen barg die Feuerwehr sämtliche Leichen, eine nach der anderen. Sie transportierte zweihundertzwanzig Leichensäcke aus dem Laderaum, die teils ein einzelnes Individuum, teils »Mix« enthielten. Berechnungen ergaben, dass pro Quadratmeter fünf Personen auf den »Barcone« gepfercht worden waren. Zehn Tage später war der Laderaum geleert, und die Helfer nahmen sich den Maschinenraum und die Achterpiek vor, die zusammen mit dem Laderaum den »Sektor C« bildeten. Man rief mich herbei, weil von den Opfern in der Tiefe nur noch Skelette übrig waren und man die einzelnen Individuen kaum unterscheiden konnte. Diesmal betrat ich ein fast leeres Schiff, und obwohl viele Planken zerbrochen waren, konnte ich mir die Bedingungen der Überfahrt nun plastisch vorstellen: ein Fußboden und seitlich ein paar als Bänke dienende Holzelemente, sechzig Quadratmeter für ungefähr dreihundert Personen. Di Bartolos Mitarbeiter Paolo Quattropani rief mich: »Schauen Sie mal hier, der Kielraum ist voller Knochen.« Durch den geborstenen Fußboden sah man in den untersten Teil des Schiffes hinunter, wo sich das Spritz- und Abwasser bei der Fahrt sammelt. Der Kielraum war etwa vierzig Zentimeter tief und befand sich direkt unter dem Laderaum. Ich erkannte Skelettteile von mindestens vier Personen, einige davon noch in anatomischer Position. Diese Menschen waren so gereist und so gestorben, versteckt unter dem Fußboden. Ein solcher Anblick veranschaulicht, wie groß die Verzweiflung jener sein muss, die ihr Land verlassen. Egal, ob jemand flieht, weil ihm im Heimatland Gefängnis oder Folter drohen, oder ob dahinter »banaler« Hunger steckt, eines ist sicher: Die Not ist so groß, dass nicht einmal solche entsetzlichen Katastrophen die Menschen von der Reise abhalten können.

Während die Leichen hinaustransportiert wurden und wir ununterbrochen Obduktionen vornahmen, traf endlich ein von General Lux zur Verfügung gestellter mobiler Körperscanner ein. Um diesen Teil der Arbeit würde sich der Radiologe Ciccio Lo Re von der Universität Palermo zusammen mit seinem enthusiastischen jungen Team kümmern. Ich bewunderte das riesige Gerät im Hangar neben dem Kühllastwagen und fragte: »Warum trägt es slawische Aufschriften?« »Weil es aus Polen kommt: Dort konnten wir eines auftreiben«, sagte er schmunzelnd. Mithilfe des Scanners würden wir Knochenverdickungen, Prothesen und in der Kleidung versteckte persönliche Gegenstände und Papiere schneller aufspüren können. Aber nicht nur das: Mit diesem Apparat konnte man auch die Körperposition der Leichen fotografieren und dreidimensional rekonstruieren, bevor wir sie für die Untersuchung ausgestreckt hinlegten. Ein paar Tage später rief mich Ciccio zu sich, um mir die Rekonstruktionen und Bilder zu zeigen. Ich stieg in das perfekt ausgestattete, camperähnliche Gefährt ein, in dem die Röntgenröhre und ein Schaltpult neuester Generation untergebracht waren – im Vergleich zu allem anderen rundherum eine makellose Anlage. Ciccio war zugleich stolz und erschüttert. Auf dem Bildschirm erkannte man deutlich transparente Umrisse und Kleidung, den Inhalt der Taschen und Schuhe, wo oft Papiere, Schlüssel und persönliche Gegenstände versteckt wurden. Er wies mich auf die Position der dreidimensional rekonstruierten Skelette hin: Alle hatten angezogene Beine, über dem Brustkorb angewinkelte Arme, ein nach unten geneigtes Kinn. »Alle in Fötusstellung, sehen Sie? So sind sie gestorben. Furchtbar, so umzukommen«, sagte er ein ums andere Mal. Das Schiff war gekentert und rasch untergegangen, die Menschen waren ertrunken. Höchstens ein paar einzelne waren durch einen Aufprall gestorben, wir hatten jedoch kaum gebrochene Knochen oder Schädel gefunden. So schnell es auch gegangen war, es hatten doch alle bei vollem Bewusstsein mitbekommen, was geschah.

Die Tage vergingen, einer glich dem anderen. An den Wochenenden blieben die Anthropologinnen in Siracusa und gingen ans Meer, ich nutzte die Zeit, um in meinem Zimmer Dossiers zu ordnen, in der Basis Wäsche zu waschen oder mit den Leuten der Brigata San Marco in Priolo einkaufen zu gehen. Die Arbeitstage unterschieden sich durch die unterschiedlichen Funde, die wir in und an den Leichen machten – lang zurückliegende Knochenbrüche, Zahnfüllungen oder spezielle Schmuckstücke, die uns die Identifizierung erleichtern konnten. Nur ein einziges Mal glaubten wir, auf Anzeichen für Gewalt zwischen Passagieren gestoßen zu sein, als wir an Brustbein und Rippe einer Person klare Schnittwunden fanden. Ein Streit an Bord? Nein – eine halbe Stunde später förderte die Untersuchung der Hinterbacken ein weißes Dreieck zutage, hart und schillernd, wie die Spitze eines Keramikmessers: Im Muskel steckte ein Haifischzahn. Fundstücke aus der Tiefseefauna waren an der Tagesordnung, aber gewöhnlich handelte es sich um Muscheln, Garnelen, alle möglichen Weichtiere. Einen Haifischzahn bekamen wir hier zum ersten Mal zu Gesicht. Noch denkwürdiger ist für mich aber der Tag, an dem wir auf unterschiedlichen Toten nacheinander einen Koran, eine buddhistische Gebetskette und ein orthodoxes Kreuz fanden. Diese drei Gegenstände waren aussagekräftiger als jede Rede gegen Rassismus.

Nach einer kurzen Sommerpause nahmen wir unsere Tätigkeiten wieder auf, um unseren letzten Einsatz abzuschließen. Ende Oktober waren nur noch Mazza, Lara und ich dort. Auch die letzte Leiche, die wir obduzierten, berührte uns emotional. Es war ein junger Gambier, PM 345, der in seinem Geldbeutel einen Pass, den Ausweis einer lokalen Bibliothek, einen Studenten- und einen Blutspendeausweis aufbewahrte. In den Taschen seiner braunen Jacke fanden wir einige Datteln, die er wahrscheinlich als Reiseproviant mitgenommen hatte.

In den letzten Tagen machten wir alles sauber, kontrollierten die Dossiers, verpackten die Proben und die vermischten Skelettteile, die wir nach Mailand schicken wollten. Wir hatten 528 Opfer obduziert, ebenso viele Proben inventarisiert und über zweitausend Knochen und 325 Schädel zusammengetragen. Dieses Material würden wir in den folgenden Monaten und Jahren in Mailand genauer untersuchen. Die letzten Leichen würden bald auf verschiedenen sizilianischen Friedhöfen bestattet werden. Damante hatte mir geschworen, die Nummern auf den Särgen zu überprüfen, und ich vertraute ihm blind.

Unsere Zeit in Melilli war zu Ende. Ich fühlte Wehmut, die Basis war für mich zu einem zweiten Zuhause geworden. Orso hatte sich angewöhnt, mir jeden Abend einen toten Hasen vor die Tür zu legen. Vielleicht war das seine Art, sich für die Hundekekse zu bedanken, die er morgens von mir bekam. Obwohl der Anblick des toten Hasen abstoßend war, fand ich die Geste rührend. Am letzten Abend aßen wir noch einmal in der Kantine, dann holte uns um sieben ein Mitarbeiter der Marine ab und fuhr uns zum Bahnhof von Catania. Als wir uns vom Hauptgebäude entfernten, folgten uns Orso und Rocky und bellten dem Kleinbus nach, bis wir durch das Tor fuhren. »Die Hunde verabschieden sich von Ihnen«, sagte der Fahrer. Ich hatte einen solchen Kloß im Hals, dass ich nichts erwidern konnte.

Am Bahnhof Catania erwarteten uns der hundeliebende Angehörige der Streitkräfte und seine Frau mit Ricky. Sie hatten ihn im Laufe der Sommerpause auf einem Laken aus der Basis getragen, weil er nicht mehr laufen konnte. Wie sich herausstellte, litt er an einer schweren Leishmaniose. Während der akuten Phase der Krankheit war er in Catania im Tierheim versorgt worden. Da er Medikamente und tägliche Pflege brauchte, war klar, dass er nicht mehr zurück in die Basis konnte. Ich hatte angeboten, ihn Ende Oktober, falls er dann noch leben würde, mit nach Hause zu nehmen. Die beiden hatten den Hund eigens gewaschen und parfümiert. Er war immer noch mager, aber die krankheitsbedingten Krusten waren fast weg, und er litt inzwischen auch weniger unter Blutmangel, obwohl die Krankheit chronisch geworden war. Etwas zögerlich folgte der angeleinte Hund Lara, Mazza und mir in den Liegewagen.

Am darauffolgenden Nachmittag kamen wir in Mailand an. Es war uns allen bewusst, dass wir an etwas teilgehabt hatten, das in seiner ganzen Tragik auf seine Weise auch wunderbar war, dass eine Erfahrung dieser

Art im Leben einzigartig ist. Wir wussten auch, dass uns Monate, Jahre der Arbeit erwarteten. Was die Identifizierung dieser Opfer betraf, war Melilli erst der Anfang.

8 Der letzte Akt
Ein Anfang

Melilli war ein magischer Moment gewesen. Nie zuvor hatte ich erlebt, dass sich so unterschiedliche Institutionen im Interesse einer ungewissen und in mancher Hinsicht völlig unpopulären Sache zusammenschlossen und gemeinsam beträchtliche Schwierigkeiten überwanden. Ich durfte beobachten, wie sich junge Feuerwehrleute, Studierende, Angehörige der Kriegsmarine und des Roten Kreuzes ohne mit der Wimper zu zucken mit den abstoßendsten Aspekten meiner Arbeit befassten, weil sie verstanden hatten. Melilli war ein sowohl in menschlicher, als auch wissenschaftlicher Hinsicht außerordentliches Ereignis, das zusammen mit dem »Modell Lampedusa« in Italien und über die Landesgrenzen hinaus bekannt wurde. Die Rückkehr nach Mailand ins Labor, in die Normalität, war für mich wie eine kalte Dusche.

Noch dringlicher, als mich zusammen mit meinen Kolleginnen und Kollegen in die Identifizierungsarbeit zu stürzen, war für mich in diesem Moment, die Gefühle weiterzugeben, die der »Barcone« hervorrief, dafür zu sorgen, dass möglichst viele Menschen dieses beengte, heruntergekommene Schiff mit allen Sinnen erleben konnten, dass sie es »sehen« und sich die ganze Tragödie der Opfer bewusst machen konnten. Der »Barcone« war das perfekte Mahnmal, um das Risiko dieser Überquerungen, die Verzweiflung, die die Menschen zur Abreise – oftmals zu einer wahren Flucht – trieb, zu veranschaulichen. Als das Wrack bereits leer war und nur noch rechtsmedizinische Teams, Kriminaltechniker und Angehörige der mobilen Polizei vor Ort waren, um die Obduktionen abzuschließen, statteten wir dem »Barcone« in der samstäglichen und sonntäglichen Ruhe oft einen Besuch ab. Jeder fand andere Gründe dafür, warum es wichtig war, das Schiff zu erhalten, es bekannt zu machen und seine zugleich einzigartige und dem Schicksal anderer Schiffe so ähnliche Geschichte zu erzählen. Der »Barcone« ist ein Symbol für die Verzweiflung ganzer Generationen, für das, was vor den Augen Europas und dessen nach eigener Auffassung so zivilisierten, demokratischen und liberalen Parlamenten geschieht: Auf Schiffe gepfercht, die sich kaum von den alten Sklavenschiffen unterscheiden, versuchen Teenager und junge Leute, vor einem Krieg, vor Verfolgung oder Hunger zu flüchten, und verlieren dabei ihr Leben. Das Schiff mahnt vor dem, was nie wieder passieren darf, oder vielleicht eher davor, wie einfach es ist, zu vergessen oder nicht hinschauen zu wollen. Nicht zum ersten Mal hatten wir es versäumt, hinzuschauen, hatten wir vergessen.

Man empfahl mir, einschlägige Stellen anzuschreiben, um auf die Bedeutung des Wracks aufmerksam zu machen. Ich fragte also zunächst meine Universität an, ob sie eventuell einen Platz für das Schiff zur Verfügung stellen könnten. Mein Text lautete so:

Das Schiff repräsentiert nicht nur das größte Mittelmeerunglück, es ist auch ein Sinnbild für diese an tragischen Ereignissen so reiche historische Epoche, die nicht in Vergessenheit geraten darf. Dieser Fischkutter voller sterblicher Überreste ist ein unvergleichliches Symbol für die Menschenrechtsverletzungen und die bisher größte Katastrophe im Zusammenhang mit den Migrationsbewegungen dieses Jahrhunderts. Er zeugt auch von der einzigartigen Rolle Italiens in Europa, vom italienischen Engagement, diesen sterblichen Überresten von Menschen mit Würde zu begegnen und die Rechte der Nachkommen, Eltern und Geschwister der bei der Überfahrt Ertrunkenen zu wahren. Der »Barcone« ist zudem ein Symbol für die Resultate der groß angelegten Zusammenarbeit mehrerer Institutionen, unter anderem der Kriegsmarine, der Vermisstenbehörde UCPS, der Feuerwehr, des kriminaltechnischen Dienstes, der örtlichen Behörde von Siracusa, der mobilen Polizei und der Staatsanwaltschaft von Catania, der Gesundheitsbehörde von Siracusa, des Militärkorps des Roten Kreuzes, mehrerer Universitäten und humanitärer Organisationen. Er ist ein Symbol dafür, was die forensischen Wissenschaften für den Schutz der Menschenrechte tun können.

Diese Geschichte sollte also erzählt werden, ihr sollte ein Denkmal gesetzt werden.

Der »Barcone« wurde in jenem Sommer entgegen der ursprünglichen Absicht nicht abgewrackt. Im Februar 2017 erklärte sich der Akademische Senat der Mailänder Università degli Studi einstimmig bereit, einen Platz für das Schiff zur Verfügung zu stellen. Aber sein endgültiges Schicksal ist noch nicht besiegelt: In den Jahren nach der Bergung gab es von verschiedenen Seiten immer wieder Versuche, ihm eine Plattform zu schaffen, aber getan wurde aus vielen verschiedenen politischen und finanziellen Gründen bisher wenig. 2019 gelang es dem Schweizer Künstler Christoph Büchel aber, das Schiff unter dem Titel »Barca nostra« an der Biennale von Venedig auszustellen.

Ich kann die finanziellen Bedenken nachvollziehen, aber eine langfristige Rolle des »Barcone« als Mahnmal wäre ungeachtet der Kosten eine kulturell weitsichtige Lösung. Werden in fünfzig Jahren die neuen Generationen von all dem noch etwas wissen? Oder bleiben nur noch verschwommene Erinnerungen übrig, ungeordnete Bilder und Erzählungen, im Internet verstreut? In heutigen Zeiten mag ein solches Vorhaben zur Überlieferung von Wissen überambitioniert wirken, aber die praktischen Schwierigkeiten sind meiner Meinung nach überwindbar. Ängste und Widerstände, es umzusetzen, dürfen nicht einfach als »politisch« gerechtfertigt werden, der »Barcone« ist *super partes*: Er ist universales Symbol für den Schutz des Lebens und der Menschenwürde, er kann und darf in der aktuellen soziopolitischen Aufregung nicht als Gegenstand für oder gegen die Aufnahme von Migrantinnen und Migranten interpretiert werden – damit hat er nichts zu tun. Unabhängig vom ganzen Spektrum der möglichen politischen Wege zur Lösung des aktuellen Migrationsproblems ist der »Barcone« ein Appell, sich für Lösungen zu engagieren, die mit den Menschenrechten im Einklang stehen. Als unverbesserliche Optimistin bin ich zuversichtlich, dass der »Barcone« im Gegensatz zu seinen Opfern leben und seine Geschichte erzählen können wird.

Das Übermaß an Emotionen rund um die Arbeit mit diesen Toten hat meinen Blick auf die Lebenden, auf erwachsene oder minderjährige Asylsuchende, die von mir rechtsmedizinisch untersucht werden, zutiefst verändert. Zu meiner Arbeit gehört auch, dass ich physisch und psychisch geschädigte Opfer von Gewalt begutachte, Opfer von körperlicher, sexueller oder häuslicher Gewalt, die Erwachsene jeden Alters und Kinder gleichermaßen treffen kann. Das Phänomen der Migration fügte dem hinlänglich bekannten Spektrum von Versehrungen nun noch die Folgen von Folter und Verfolgung hinzu. Gemäß einer Vereinbarung mit der Stadt Mailand kümmern wir uns seit einigen Jahren um die Untersuchung von Asylsuchenden, die möglicherweise humanitären Schutz oder gar politisches Asyl benötigen. Zu den »Beweisen« in Form von Anzeichen körperlicher Verletzungen kommt ein rechtsmedizinischer Bericht hinzu, in dem diese Verletzungen dokumentiert werden und die Kohärenz zwischen der Schilderung über die Misshandlung und den sichtbaren Anzeichen beurteilt wird. Das ist eine in jeder Hinsicht schwierige Arbeit. Bei uns in Mailand funktioniert sie im Wesentlichen folgendermaßen: Zusammen mit einer Fachperson aus der Anthropologie und oft unterstützt von einer kulturellen Mediatorin hören wir uns die Geschichte des »Patienten« an und nehmen danach auf dieser Grundlage eine gründliche medizinische Untersuchung vor, um jede Narbe, jeden Knochenbruch und alle Beschwerden an Gelenken, Augen, Ohren usw. zu dokumentieren, wozu wir oft auch Fachleute aus anderen Disziplinen beiziehen. Insbesondere arbeiten wir zwingend mit Ethnopsychiatern zusammen, da nicht nur körperliche Verletzungen dokumentiert und behandelt werden müssen. Am Schluss schreiben wir einen ziemlich detaillierten Bericht, dem wir Fotos und Skizzen der am Körper gefundenen Spuren beilegen, zudem führen wir eine Auswertung nach internationalen Richtlinien durch, um zu überprüfen, ob die Befunde zur Schilderung passen.

Die Fakten über die Folter werden in diesen Berichten äußerst reduktiv wiedergegeben, aber für Menschen, die tatsächlich Gewalt und Schikanen erlitten haben, ist oft schon das hilfreich. Natürlich stößt man überall auf Gut und Böse und kommt es vor, dass eine Schilderung erfunden ist, in den meisten Fällen jedoch beweisen die Körper dieser Personen, dass ihre Geschichten wahr sind.

Mit der Anthropologin Magli, die sich wie eine Schwester jeder Person annimmt, ohne ein Wort zu überhören oder die winzigste Narbe zu übersehen, diskutieren wir oft über die manchmal auch schmerzhafte Schwierigkeit, Verletzungen mit wissenschaftlicher Kälte zu klassifizieren, Verletzungen, die vielleicht so gering sind, dass sie nicht wirklich aussagekräftig sind, die für die betroffene Person aber dennoch die erlittene Unterdrückung, den Schmerz, die Ungerechtigkeit repräsentieren. Die Spuren von Gewalt, die wir jede Woche an diesen jungen Flüchtlingen sehen, sind anders, als wir es gewohnt sind. Mir fallen unzählige Beispiele ein: der junge Mann aus Ghana, dem ein Ohr abgeschnitten wurde, weil er Anspruch auf das Ackerland seines Vaters erhob; der Nigerianer mit dem zerbissenen Brustkorb, dem das Militär aufgrund seiner sexuellen Neigung einen Hund auf den Leib gehetzt hatte; das in die Prostitution verkaufte Mädchen, dessen Gelenke mit kleinen Narben markiert waren; der alte Mann, der aufgrund seines christlichen Glaubens verfolgt wurde und dessen Hände, wie die Röntgenaufnahmen zeigten, voller Metallsplitter waren; der Kaufmann und politische Dissident mit den ausgerenkten Schultern und dem verminderten Sehvermögen, den man für Tage an den Armen aufgehängt und durch Stockschläge dazu gezwungen hatte, in den heißesten Stunden des Tages in die Sonne zu blicken. Eine der grauenvollsten Geschichten war jene eines dreizehnjährigen Jungen, der zwei Tage mit der verwesenden Leiche eines vor seinen Augen zu Tode geprügelten Kindes im selben Raum verbringen musste.

Manchmal bekommen wir die Spuren dessen zu sehen, was manche Migrantinnen und Migranten erlitten haben, während sie, oftmals in libyschen Gefängnissen, darauf warteten, an Bord eines Schiffes gehen zu können. Anstatt hier die Schilderungen unserer »Patienten« zusammenzufassen, scheint es mir eindrücklicher, einen Auszug aus dem Urteil wiederzugeben, das das Mailänder Geschworenengericht 2017 verkündete, nachdem einige geflüchtete Somalier in der Stadt einen Aufseher aus einer libyschen Haftanstalt erkannt und ihn angezeigt hatten. Wir hatten die Männer untersucht und bei dieser Gelegenheit zahlreiche Wunden am ganzen Körper gesehen.

> *M. und seine Männer begaben sich täglich in die Halle, um die dort anwesenden somalischen Staatsbürger mit Fäusten, Stöcken und Eisenstangen zu schlagen und nach ihnen zu treten, womit sie Knochenbrüche und in einigen Fällen auch den Tod verursachten, zudem verursachten sie schwere Verbrennungen, indem sie Plastiktüten auf dem Rücken der Opfer verbrannten und das glühende, verflüssigte Plastik über den Körper laufen ließen. […] Täglich holte M. somalische Staatsbürger männlichen Geschlechts aus der Halle ab und brachte sie in einen innerhalb des Flüchtlingslagers befindlichen »Folterraum«, wo man ihnen Stromschläge, Peitschenhiebe sowie Schläge mit Ei-*

senstangen und Stöcken verpasste oder sie stundenlang dehydriert der Sonne aussetzte.

Vergleichbares hatten auch unsere Toten erlitten. Bloß dass sie es niemandem mehr erzählen konnten.

Bei der Untersuchung von Lebenden begegnen wir manchmal auch Verwandten »unserer« Toten. Allen ist uns der fünfzehnjährige Junge aus Somalia in Erinnerung geblieben, der als unbegleiteter Minderjähriger zur Abklärung seines Alters zu uns ins Institut kam.

Die Zahl der Fälle, in denen wir Rechtsmediziner für Altersbestimmungen beigezogen werden, hat durch den Migrationsnotstand stark zugenommen. Mittels einer ärztlichen Untersuchung, psychologischer Gespräche und Röntgenaufnahmen wird beurteilt, ob eine Person wirklich minderjährig ist – in diesem Fall kommt die Gemeinde für sie auf – oder ob sie das nur vorgibt, oder ob sie ihr Geburtsdatum tatsächlich nicht weiß, was ziemlich häufig vorkommt. Als Institut für Rechtsmedizin erklärten wir uns bereit, solche Abklärungen durchzuführen, beziehungsweise regten wir sie nach einer Episode in den Weihnachtstagen 2015 sogar selbst an. Die Polizei hatte damals neun junge Männer aus Bangladesch zu uns gebracht, die in einer städtischen Notaufnahme im Schnellverfahren als volljährig eingeschätzt worden waren, obwohl sie laut ihren Papieren (deren Echtheit zweifelhaft war) viel jünger sein mussten. Wir untersuchten sie also, lauschten ihren Schilderungen einer über ein Jahr dauernden, qualvollen Reise auf dem Landweg, in Zügen und Lastwagen, die einige ihrer Gefährten das Leben gekostet hatte. Nach genauerer Untersuchung erwiesen sie sich als knapp sechzehnjährig. Sie hatten sich, noch bevor sie unsere Einschätzung kannten, herzlich bedankt, allein dafür, dass wir sie wie Menschen behandelt hatten. Diese Erfahrung war für uns Grund genug, den Behörden vorzuschlagen, alle unbegleiteten Minderjährigen in der Region die gleiche Behandlung angedeihen zu lassen und sie gründlich zu untersuchen.

Dank einer entsprechenden Vereinbarung führten wir seither öfter Altersbestimmungen bei ausländischen Minderjährigen durch, und bei einer dieser Gelegenheiten begegneten wir auch dem oben erwähnten somalischen Jungen. Er erschien mit Fotokopien zerknitterter Schriftstücke zum Gespräch und wirkte etwas verloren, beantwortete aber alle Fragen nach früheren Erkrankungen, Unfällen und Ernährungsgewohnheiten in einwandfreiem Englisch. Sein Begleiter, ein Sozialarbeiter, forderte ihn auf zu erzählen, warum er in letzter Zeit keinen Appetit mehr hatte und schlecht schlief. So erfuhren wir, dass ihn weniger seine Erlebnisse in den libyschen Flüchtlingslagern und der Heimat plagten als vielmehr die Tatsache, dass sein älterer Bruder einige Zeit nach ihm an Bord eines Kutters gegangen war, um ihm zu folgen, aber nie in Italien angekommen war. Jemand hatte ihm gesagt, er sei bei einem Schiffsunglück gestorben, aber er wusste weder, ob es stimmte, noch wo seine Leiche sein konnte, nach der seine Mutter unaufhörlich fragte. Magli und ich schauten uns an: Da war sie wieder, die Qual des Nichtwissens. Unsere Arbeit mit den Lebenden und unsere Arbeit mit den Toten begegneten sich, der Kreis hatte sich geschlossen.

Selbst in den Skeletten, die wir in der archäologischen Abteilung des Labors untersuchen, Hunderte oder Tausende Jahre alt, erkennen wir, insbesondere seit Melilli, Verbindungen zu diesen lebenden und toten Opfern. Wie ein riesiger Resonanzkörper haben der »Barcone« und Melilli unsere Sensibilität bezüglich Diskriminierung und Gewalt verstärkt, die im Laufe der Zeit auf gefährliche Weise wiederkehren. Die mittelalterlichen Gebeine eines wahrscheinlich behinderten jungen Mannes, der im Gräberfeld unter der Mailänder Piazza Sant'Ambrogio gefunden wurde und dessen Knochenbrüche darauf hindeuteten, dass er gerädert worden war, sorgten für dasselbe bittere Gefühl wie die Geschichte des malischen Jungen, der in einem libyschen Gefängnis an Händen und Füßen an einem Tisch festgebunden und mit Stöcken geschlagen worden war, einzig seiner dunklen Hautfarbe wegen. Deswegen ist Erinnern so wichtig: Wir sind nicht immer besser als unsere Vorfahren.

Kehren wir zum Schluss noch einmal zum ursprünglichen Ziel dieser ganzen Einsätze zurück, zur Identifizierung der Opfer des »Barcone«. Zurück in Mailand, fiel im Post-Mortem-Bereich enorm viel Arbeit an, getrennt in zwei riesige Aufgabenbereiche. Der erste umfasste die Proben, die Dossiers der körperlichen Untersuchungen und die persönlichen Gegenstände der bereits bestatteten Leichen. In jedem der 528 Fälle gab es Fundstücke, die gereinigt, getrocknet und untersucht werden mussten, um alle Telefonnummern und Namen auf den vielen Zetteln und Papieren, die wir auf den Opfern gefunden hatten, zu retten und zu dokumentieren. Wir mussten auch die Proben verarbeiten, die aus Stücken von Gebissen, Schambeinen, Rippen und anderen Körperteilen bestanden und mit deren Hilfe wir Geschlecht und Ethnie genauer bestimmen und das biologische Profil verfeinern konnten. Außerdem galt es, die Informationen aus den Papierdossiers in eine Datenbank zu übertragen. Ferner wurde die DNA typisiert, also aus den Knochenstücken extrahiert und genau untersucht, um sie dereinst mit der DNA eines möglichen Verwandten vergleichen zu können. Der zweite große Arbeitsbereich betraf die Säcke mit »Mix«, die insgesamt Tausende vermischter Knochen und Zähne enthielten, von größeren Elementen wie Schenkel- und Oberarmknochen bis hin zu winzigen Teilen, etwa Wirbel, Finger- und Zehenglieder. Dazu kamen 325 Schädel. All diese mit Verwesungsflüssigkeit getränkten Knochen, persönlichen Gegenstände und Schriftstücke mussten gereinigt, untersucht und ebenfalls in einer Datenbank erfasst werden. Mittels

Vergleichen von Form, Größe und genetischen Eigenschaften der Knochen würden wir sie zu Einheiten gruppieren können und so endlich wissen, wie viele Personen insgesamt geborgen worden waren. Eine Arbeit, die wahrscheinlich Jahre dauern würde, je nachdem, wie viel Personal und Geld wir dafür einsetzen konnten.

Doch wo sollten wir das Geld für mehr Personal und den Kauf von Material für die Analysen, insbesondere die genetischen Verfahren, hernehmen? Wir beschlossen, in kleinen Schritten vorzugehen. Etwa achtzig Opfer hatten Papiere auf sich getragen, die möglicherweise zu einem Zuhause, einer Familie führten. Diese würden uns Informationen für das AM-Dossier und eine Probe für den DNA-Vergleich liefern können. Die Papiere stammten aus dem Senegal, aus Mali, Mauretanien, Eritrea, dem Sudan, Guinea Bissau, Somalia und der Elfenbeinküste – all diese möglichen Herkunftsstaaten mussten also kontaktiert werden. Alternativ dazu konnten wir uns auch an die entsprechenden Gemeinschaften in Europa wenden. Diese Papiere eröffneten uns also einen ersten Zugang in das AM-Umfeld der Opfer. Daher beschlossen wir, zunächst für diese ersten achtzig Opfer Geld aufzutreiben. Die Mailänder Stiftung Cariplo und das Humanitarian and Human Rights Resource Centre der American Academy of Forensic Science sagten finanzielle Unterstützung zu. Zudem verfügten wir immer noch über das Forschungsstipendium der Stiftung Isacchi Samaja. Mithilfe von drei für je ein Jahr angestellten Nachwuchskräften und dank einiger Zuschüsse an die Laborkosten konnten wir bei dieser ersten Opfergruppe anthropologische und genetische Untersuchungen durchführen (letztere immer in Zusammenarbeit mit unseren Kolleginnen und Kollegen von der Universität Pavia).

Die nächste Herausforderung war, für die Beschaffung von AM-Informationen die Angehörigen zu erreichen. Im Fall von Lampedusa hatte die Mund-zu-Mund-Propaganda unter Eritreern und Syrern dank deren europäischer Netzwerke gut funktioniert. Ein solches gut entwickeltes Netz fehlt aber vielen Migrantinnen und Migranten aus den subsaharischen Staaten. Aus diesem Grund verzichteten wir zunächst darauf, Aufrufe zu verbreiten wie nach den Schiffsunglücken vom 3. und vom 11. Oktober 2013 und setzten stattdessen, in Zusammenarbeit mit der Vermisstenbehörde, dem Italienischen Roten Kreuz und dem Internationalen Komitee vom Roten Kreuz, auf das internationale Netzwerk des IKRK. Die Grundidee war folgende: Da das IKRK in vielen dieser Länder über Niederlassungen verfügt und sein forensischer Dienst das Personal für das Zusammentragen von AM-Daten schulen konnte, war die Ausgangslage gut, um Informationen und biologische Proben von jenen Verwandten einzuholen, die wir unter anderem mithilfe der Papiere der Toten ausfindig machen konnten. Es schien in diesem Fall naheliegend und relativ einfach, bei jenen Ländern anzufangen, aus denen die gefundenen Dokumente stammten. Doch aus mehreren Gründen erwies sich die Aufgabe als sehr viel komplexer als erwartet. Zunächst mussten in jedem Land Misstrauen und Hindernisse überwunden werden und danach praktische Probleme in Bezug auf die Art und Weise, wie man Verwandte finden konnte, selbst wenn die Papiere echt waren, und nicht zuletzt hatte jede beteiligte Institution eine andere Auffassung von Datenschutz und gab es Probleme im Zusammenhang mit der Informationsübermittlung. Die Schwierigkeiten dauern an, aber ein gutes Jahr nach Aufnahme der Suchtätigkeit in den hilfsbereiten Ländern der Liste – konkret in Mali und Mauretanien –, hatten wir dank der Arbeit des IKRK und des Italienischen Roten Kreuzes hundertsechzig AM-Dossiers beisammen, erstellt mithilfe von Verwandten, die immer noch auf der Suche nach ihren vermutlich vom Unglück vom 18. April 2015 betroffenen Familienangehörigen waren.

Selbst wenn wir unsere Suche nach Angehörigen an diesem Punkt eingestellt hätten, hätten wir doch schon bewiesen, dass in einer noch schwierigeren Situation als nach der Katastrophe von 2013, bei der wir deutlich besser konservierte Leichen geborgen hatten, Resultate erzielt werden können. Innerhalb relativ kurzer Zeit hatten sich aus gerade mal zwei Ländern hundertsechzig Familien gemeldet, die davon gehört hatten, dass jemand dreieinhalb Jahre nach der Katastrophe versuchte, ihre Angehörigen zu identifizieren.

Natürlich stehen wir noch am Anfang und müssen wir, um weitere Daten von Angehörigen zu beschaffen, nicht nur geeignete Kommunikationswege finden, um die Familien zu erreichen, wo auch immer sie sich aufhalten (in Europa, in den Herkunftsländern, unterwegs), sondern auch für eine politische Zusammenarbeit zwischen den Ländern sorgen, in denen Tote bestattet wurden, und jenen, in denen sich die Angehörigen aufhalten. Je nach Situation sind unterschiedliche Formen der Kooperation zwischen Regierungen und eine Vermittlung durch humanitäre Organisationen erforderlich. Gleichzeitig muss auch die Arbeit mit dem PM-Material fortgeführt werden, soweit die Mittel es erlauben.

Heute ist das Labor voller Anthropologinnen, Biologen, Ärztinnen und Studierender unserer und anderer Universitäten, die mit diesen sterblichen Überresten arbeiten: Sie reinigen Knochen und messen sie aus, pflegen Informationen in die Datenbank ein, studieren Eigenschaften von Schädeln, um zu entscheiden, ob sie der neuesten Forschung zufolge eher aus dem Horn von Afrika oder aus Westafrika stammen.

Daneben beschäftigen wir uns natürlich auch mit anderen Schiffsunglücken und tragen von Staatsanwaltschaften gelieferte Daten zu früheren Ereignissen zusammen. Bisher hat die Vermisstenbehörde Informationen zu 1484 PM aus siebzehn Schiffbrüchen sowie über dreihundert AM-Dossiers gesammelt und archiviert. Aus diesem ersten Exempel soll ein Verfahrensmodell werden, an das man sich zumindest in Europa hält und das man stetig erweitern und verbessern kann.

Ich glaube, dass wir forensischen Fachleute und Wissenschaftlerinnen die große Verantwortung haben oder hatten, darauf hinzuweisen, dass das Problem existiert und dass es große Versäumnisse gibt, die an eine Verletzung der Menschenrechte grenzen. Deswegen fühlten wir uns in der Pflicht, einzugreifen und einen Lösungsweg aufzuzeigen. Es gibt noch viele Dinge, die rechtlich, bürokratisch und auch technisch verbessert werden müssen: Beispielsweise sollten die genetischen und anthropologischen Eigenschaften der betreffenden ethnischen Gruppen noch genauer erforscht werden, um die bestmöglichen Instrumente für einfachere Identifizierungen zur Hand zu haben. Der erste Schritt aber ist getan: Wir haben gezeigt, dass es möglich ist, diesen Opfern ihre Namen zurückzugeben, und dass wir es den Angehörigen ermöglichen können, endlich zu trauern und sich um die Formalitäten zu kümmern, die der Tod einer verwandten Person nach sich zieht. Nun sollte dieses Vorgehen zum Normalfall werden. Es reicht nicht, dass ein einzelnes, isoliertes nationales System sporadisch gewisse Regeln befolgt. Man muss die Frage universell angehen, im Fall des Mittelmeerraums bei Europa anfangen und Regierungen, humanitäre Organisationen und andere Institutionen einbeziehen, angemessene Gelder bereitstellen und gewiss komplizierte, aber nicht unmögliche Verträge abschließen.

Dies ist meine Erzählung über den Versuch, unter tausend Schwierigkeiten die Distanz zwischen uns und den Migrantinnen und Migranten zu verkleinern, uns für ihre Rechte einzusetzen und »ihre« Opfer gleich wie »unsere eigenen« zu behandeln. Technisch ist das möglich, und das sollte Grund genug sein, es zur Pflicht zu machen, dass die nationalen und internationalen Institutionen sich für die Identifizierung der Opfer eines jeden Staates einsetzen. Es gibt noch viele, auch technische Schwierigkeiten, aber sie sind überwindbar, und der Weg ist zumindest vorgespurt.

Für mich gehört diese Erfahrung, die forensische Wissenschaft in den Dienst verletzlicher und stärker diskriminierter Menschen stellen zu dürfen, zu den bereicherndsten in meiner beruflichen Laufbahn. Nie werde ich Melilli vergessen.

Fast zwei Jahre später bin ich für einen Kurs nach Siracusa zurückgekehrt und habe bei dieser Gelegenheit darum gebeten, die Basis und den »Barcone« besuchen zu dürfen. Personal der Kriegsmarine holte mich am Bahnhof von Augusta ab und fuhr mich zum Pier. Der neue Kommandant bereitete mir einen freundlichen Empfang. Dort, wo die Zelte gestanden hatten, befand sich nun eine Wiese mit rosafarbenen Blumen. Ich pflückte eine. Der »Barcone« stand noch am selben Ort, von der Zeit gezeichnet, aber immer noch stolz. Danach suchte ich Orso. Auch an ihm waren die Jahre nicht spurlos vorübergegangen. Augenscheinlich angeschlagen und unter Schmerzen stand er von seinem Lager auf, kam aber zu mir und ließ sich streicheln. Auf die gleiche Art wie früher, als wollte er mir damit einen Gefallen erweisen, fraß er mir eine Leckerei aus der Hand. Hinter ihm tauchte eine lebhafte, zutrauliche, noch junge Hündin auf. Orso war gealtert, seine Schnauze war weißer geworden, aber dem Kommandanten zufolge war er wieder etwas munterer, seit die junge Hündin da war. Ich hätte ihn gern mit nach Mailand genommen, aber sein Platz war hier.

Dieser Tag in Melilli fühlte sich für mich ein bisschen wie eine Rückkehr nach Hause an. Zwischen die Seiten des kleinen Tagebuchs, das ich immer bei mir trage, steckte ich die rosa Blüte: meine Version des Beutels mit afrikanischer Erde.

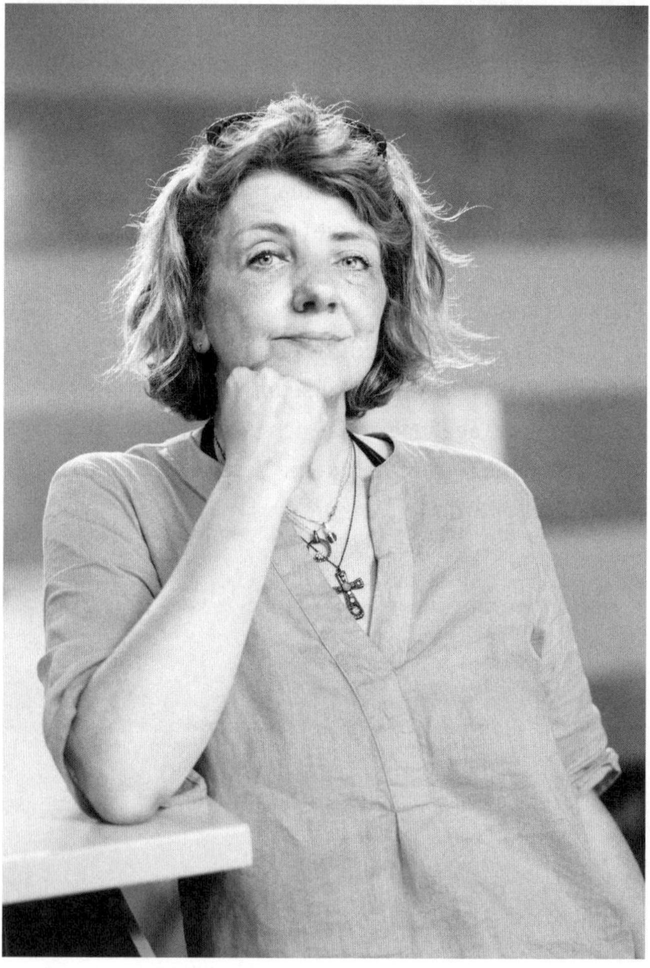

Foto: Emanuele Amighetti

Cristina Cattaneo, geboren 1964 in Casale Monferrato, Piemont, studierte biomedizinische Wissenschaften in Montreal und Sheffield und spezialisierte sich anschließend in Mailand in forensischer Medizin. Heute ist sie ordentliche Professorin für Rechtsmedizin und Anthropologie an der Università degli Studi in Mailand, wo sie auch das angeschlossene Labor Labanof (Laboratorio di Antropologia e Odontologia Forense) leitet. In Zusammenarbeit mit dem italienischen Innenministerium war sie aktiv beim Aufbau einer nationalen Datenbank für nicht identifizierte Todesopfer beteiligt. Seit 2014 arbeitet sie zusammen mit der staatlichen Vermisstenbehörde in Italien an der Identifizierung der Todesopfer der beiden großen Schiffsunglücke vor Lampedusa.
Als Gutachterin wird sie in Italien und auch im europäischen Ausland für Gerichtsverfahren beigezogen. Sie ist Präsidentin der Forensic Anthropology Society of Europe (FASE), Mitglied der Schweizer Organisation Disaster Victim Identification (DVI), Co-Herausgeberin der Fachzeitschrift *Forensic Science International* sowie Direktorin der Collezione Antropologica Labanof, einer der größten anthropologischen Museumssammlungen in Europa.